YOGA Mat Companion

作者／雷・隆　譯者／李岳淩、黃宛瑜　審訂・導讀／Judy吳惠美

上肢平衡與倒立瑜伽

激發腦內啡、活化心肺、調節神經系統的精準瑜伽解剖書

EKA PADA BAKASANA I

EKA PADA

BHUJA

ADHO MUKHA

PARSV

EKA PADA BAKASANA I

PINCHA MAYURASANA

PARSVA SIRSASANA

SIRSASANA

SIRSASANA

EKA PADA SIRSASANA

HALASANA

EKA PADA SARVANGASANA

TITTIBHASANA

ADHO MUKHA SVANASANA

BALASANA

Anatomy for
Arm Balances and
Inversions
by
Ray Long

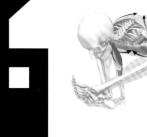
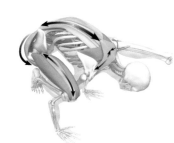
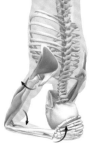

目錄

瑜伽是身體和自我的對話，是一個人的世界，
享受獨處，認識實相，才是練習的最終目的。

JUDY 老師吳惠美

Judy Yoga 樂活瑜伽教學總監

對很多人來說，練瑜伽，不會倒立，是一件很丟臉的事。

倒立式，號稱體位法之王；肩立式，則為體位法之后。學會倒立，是許多瑜伽修習者念茲在茲的終極目標，因此瑜伽老師無不認真地指導學生如何學會倒立，包括頭倒立、手倒立、肘倒立等。於是，在瑜伽教室裡，你會看到很多人在倒立，有人透過椅子或壁繩當輔具，也有人徒手練習頭倒立，因為老師不准學生使用輔具，強調必須要靠自身的實力來做，希望你學會面對自己的恐懼。

不同的教法取決於你練習的流派，但都有一個共同的特色，就是必須要按照該流派的教學步驟，逐步完成體位法。然而，一般人往往只看到頭下腳上的倒立姿勢，就以為倒立成功，那只是假象。你看不到的是潛藏在姿勢裡的細節——而魔鬼就藏在細節裡。

許多人練習倒立常有過度折頸的問題。正常的頸椎從側面來看，應呈自然的前凸曲線，目的是分散來自頭部的重量，以避免頸椎過度承重。但錯誤練習倒立體位頭下腳上的動作壓根顛覆此一原則，龐大的壓力超過頸椎所能負荷的極限，讓前凸曲線更前凸，不僅容易造成頸椎的椎間盤過度磨損，久了更容易增生骨刺，進而引起手臂或手指麻木。

練習者只顧著不讓身體倒下來，根本無瑕顧及頸椎是否過度折頸，又或只要能倒上去，異常之處也見怪不怪，畢竟沒有人會在意這麼小的環節。殊不知，關鍵就在骨盆，一旦無法掌握骨盆的穩定度，就很容易練出一身潛在的風險。練習倒立體位法，必須十分小心，而且一定要有專業人士在旁指導。千萬切記，一旦練習的方法有誤，即使最後成功倒立，終將後患無窮。趕路千里，倘若方向錯誤，也徒勞無功。

多年前，曾親眼目睹友人使用倒立機。身體在倒立機上固定好之後，便緩緩反轉至頭上腳下呈一直線的狀態。此時，他的嘴角帶著笑容，總算順利完成人生第一個倒立。

我的視線從未離開過他的臉。不出幾分鐘，他的眼睛瞬間布滿血絲，整個臉漲紅，固執的他不願下來，直到照鏡子親見自己雙眼爆滿血絲的嚇人模樣，才肯下來。他，就像一般人，外觀十分健康，年紀也輕，為何倒立會有雙眼爆血絲的可怕景象？原因出在眼壓過高，導致視網膜靜脈出血，回流受阻，嚴重的確可能失明。其實，很多人都有潛在的三高問題，或高度近視等，這些都是倒立的禁忌症，根本不適合練習倒立。

此外，一般人普遍有的肩頸僵硬、駝背、腹部無力等問題，若不先改善，即使成功倒立，頸部也會承受過大的壓力。可從側頸是否青筋暴

露，略見其一二，這表示此人常用頸部出力，易導致頸部血管硬化，長遠來說，不啻是埋下一顆引發心血管風暴的未爆彈。

手平衡，也是。

簡單的手平衡是下犬式，鱷魚式則有如伏地挺身，是練習串連體位法時的必要動作。再難一點的是鶴式，將雙腿夾在手臂的外側上，全身僅用手掌撐地，也就是練習者必須靠纖細的手臂力量撐起全身的重量。

請留心，手臂和肩關節並非設計用於承重。上肢主靈活，特別是手掌不同於腳掌可以如此服貼地面，腕關節也不同於踝關節般穩定，肩關節更迥異於髖關節的髖臼深度，以至於一般人少見的手腕傷害，往往好發於手平衡練習者身上。受傷最多的便是手腕過度折腕或關節磨損，導致腕部突然冒出小水囊的「腱鞘囊腫」，或是狂練鶴式卻不小心失去平衡倒頭栽，全身重量壓過腕部造成折腕，使得靠小指側的手腕受傷，一偏外側擺動就不舒服，嚴重者甚至造成三角韌帶軟骨損傷（triangular fibrocartilage complex; TFCC），根本無法再下壓手腕。

瑜伽傷害往往伴隨著體位的難度而增加。要避免瑜伽手平衡和倒立所帶來的傷害，完整確實地遵循這套「鎖印瑜伽」練習法，才是解決之道。

「瑜伽墊上解剖書」此一系列，分四個階段四本書。從第一本「流瑜伽和站姿體位」，第二本進入「身體前彎及髖關節」的伸展，到第三本的「身體後彎與扭轉」，先教你學會如何站，再接著前彎、後彎、扭轉，讓你游刃有餘、能夠流暢運用身體的核心之後，才進入最後第四階段，也就是本書的「上肢平衡和倒立」。

安排以此兩種體位作為最後完結的道理為何？

作者提到：「上肢平衡和倒立體位的共同點，就是將各種對立整合在身體內。」（Arm balances and inversions—two pose categories that clearly integrate opposites within the body.）

作者深知手平衡與倒立體位實際上都和身體的結構扞格不入、相互對立，為了化解衝突，就要懂得應用生理學的技巧，來整合彼此的衝突，如此才能讓練習者進入更深沉的禪定境界。

手平衡的對立，即指將手臂拿取樹上果實的靈活特質與腳的承重特質作反轉，以手取代腳。所以我們必須持續地練習強化手臂與相關肌肉，以整合全身的力量，使其穩定於手臂上，才能打破身體先天上的結構限制。切記重點在練習的過程，唯有留意每個動作的小細節，才能讓瑜伽的練習更深入、更穩定安全。

以下犬式為例，細節就藏在髖關節的伸展、小手臂（前臂）旋前，以及大手臂（上臂）外旋所創造出的「肘關節韌帶牽引機制的螺旋效果」。這有點像是蜘蛛人攀爬 101 大樓的外牆上，又像雙手上舉的投降動作，記住此時的肩外轉、前臂旋前的感覺，再把手臂伸直，掌心貼地，讓整隻手臂強而有力地推向地板，並利用地板反作用力將力量透過手臂傳達到上半身，再將身體的重心由上半身移至下腹丹田處。

這就是作者口中的小細節，而整個高難度的體位法成敗就在小細節的掌控上。

無論你練習哪一種體位法，都請遵循「鎖印瑜伽法則」。練習第一步就是定義關節的擺位，以下犬式為例，髖關節就是主要的關節，屈曲則是在下犬式裡髖關節主要的擺位。所以，先學會什麼是髖屈，而不是背屈，很重要。很多人背駝，骨盆後傾，關節都走位了，根本無法

做出正確的髖屈動作，又怎能奢望下犬式能做得好？

第二步則是找出主動肌，即主要的髖屈肌——髂腰肌。同時找出協同肌，像是大腿內收長、短肌，主掌髖內收，於次要動作時，協助屈曲和外旋髖關節。此外，大腿外側的闊筋膜張肌，主掌髖外展，次要動作是協助屈曲和內旋髖關節。若要加深髖屈動作，就必須要啟動大腿內側和大腿外側的力量。也就是說，大腿的內、外側力量一旦均等就能抵銷旋轉的力道，而共同加深髖屈的力道。這就是為什麼老師會常說，大腿要出力，膝蓋骨要朝前的原因了。

第三步找出拮抗肌，是誰妨礙了髖屈動作，答案是髖伸肌群，也就是臀肌和大腿後側肌群，但背部的肌肉過緊也是凶手之一。因此利用書中的兩大技巧：誘發式伸展及交互抑制反應，便能快速放鬆拮抗肌，讓下犬式的重心不會落在肩頸上。

第四步呼吸，透過呼吸加深動作的深度。吸氣能啟動交感神經，這時手臂出力，吐氣時肚子收縮，加強下犬式的穩定。呼吸能讓體位法更加放鬆而深沉，更能按摩到腹腔的內臟，促進新陳代謝的循環，這點很重要。但前提是前三個步驟必須要精準確實執行。

第五步鎖印，鎖印來自共同收縮那些調控關節擺位的肌群，利用身體四肢的鎖印連結到軀幹的核心鎖印，這會讓整個體位法充滿力與美。而鎖印來自你先前的每一個小步驟。

頭下腳上的反轉體位，確實能讓腹腔長期下垂的內臟器官恢復正常位置，改善心臟輸往腦部的血流順暢，不僅如此，還能舒通全身性的血液循環，特別是靜脈系統和淋巴系統的回流。能具備這麼強大的功效，也無怪乎倒立體位被奉為瑜伽體位法之王。

而手平衡的體位，則能強化上肢的力量，同時也考驗著背肌的柔軟度，以及大腿內收肌群的強度，這些都是我們日常生活中所鍛鍊不到的肌群，唯有透過手平衡的體位法，開發這些平時緊繃的肌肉，才能讓四肢變得既靈活又強而有力。

然而，就像特效藥一樣，練習高難度體位對身體固然有莫大的助益，但也別忘了，越是強效的藥，越要小心拿捏。希望大家在練習時，不要貪快，重視體驗過程而非表相結果，請記得你不是練給別人看的，瑜伽是身體和自我的對話，是一個人的世界，享受獨處，認識實相，才是練習瑜伽最終的目的。

簡介

《瑜伽墊上解剖書》系列叢書，是一套幫助你在瑜伽練習時，能運用科學技術來連結並平衡身心的方法。在本書中，將以融合了各種對立元素的上肢平衡和倒立體位，來作為這系列的最終完結。

我們人類是以兩足直立行走的動物，所以髖部與下肢的設計主要是為了負重之用，相形之下，肩膀和上肢則較為靈活敏捷，以利我們與外在世界互動。在上肢平衡的體位中，我們藉此反轉人體構造，從而強化了上肢肌肉、骨骼與韌帶。以能量的觀點看來，上肢平衡的體位還可刺激連結第四、第五脈輪的神經叢。精確地練習這些體位，有助觸發隱身於體內的精微靈體（the subtle body），使神經脈衝向上傳導，貫通從底部較原始的薦神經叢（sacral plexus）到頂部高功能層次的大腦之間的能量通道，使生命能量暢行無阻。

倒立的體位也有異曲同工之妙。想想我們大半時間都是頭上腳下，總是處在頭部高於心臟、下肢低於心臟的姿勢，倒立體位反轉了這個原則，改以頭部低於心臟、下肢高於心臟的姿勢來平衡。練習倒立體位對人體健康助益良多，包括穩定血壓和心率，刺激大腦分泌腦內啡，凡此種種，皆有利身體進入更深層的放鬆。

上肢平衡體位可提振精神、活躍心智，倒立體位則令心智活動回歸平靜。

如何使用本書

練瑜伽就像穿越一道道大門，每開啟一扇門，就會發現體位的全新可能性。開啟第一道門的鑰匙，是認識關節擺位。我們一旦掌握關節擺位，就能判斷哪些肌肉調控體位動作，又是哪些肌肉被伸展開來。啟動正確肌肉是精準擺位的不二法門，我們通常從原動肌（prime mover）開始。一旦啟動正確的原動肌，骨骼旋即處於正位。深化體位的要領很簡單，不外乎善用生理學知識，拉長各個體位伸展的肌群。若能掌握以上重點，姿勢自然到位，瑜伽的益處日後將逐一顯現，包含：增加柔軟度，覺知敏銳，身心愉悅，深度放鬆。

本系列叢書由幾個單元構成，每冊專論一至兩類瑜伽體位，並涵蓋以下章節：

- 重要觀念：介紹瑜伽體位法背後的生物力學和生理學原理。
- 鎖印瑜伽法則：練習體位法時，若能善用書中提供的簡單五步驟，便能增加柔軟度、耐力和精準度。
- 體位介紹：詳細解說各個體位。
- 動作指引：解釋身體動作的形態和名稱，並繪製圖表，清楚羅列每個動作用到的肌群。
- 解剖學索引：以圖說方式，介紹骨骼、韌帶和肌肉（註明肌肉的起端、止端和動作）
- 專有名詞解釋
- 梵文發音與體位索引
- 中英文體位譯名索引

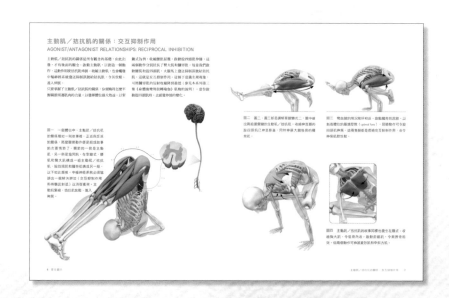

圖一 重要觀念這一章，將教你怎麼把生物力學和生理學知識運用在體位練習上。此章必須先熟讀，往後更要時常回頭複習。

圖二　每個瑜伽體位開頭第一頁，都會介紹關節的基本動作和擺位，並提供體位的梵文名稱和中、英文譯名。由此你將認識各個體位的基本樣貌，並清晰掌握各項細節。

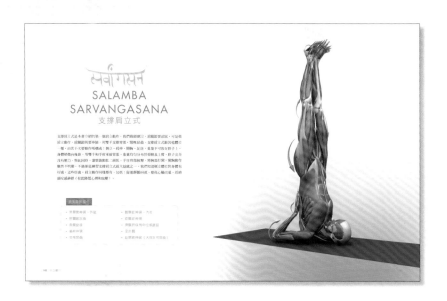

圖三　準備動作這一頁，是要引導你慢慢進入某個瑜伽體位。如果你是瑜伽新手，或練習的時候感覺肌肉有點緊繃，那麼就改採這些替代式。一般說來，替代式所動用到的肌群與完成式毫無二致。無論你練習何種替代動作，皆可從中獲得益處。

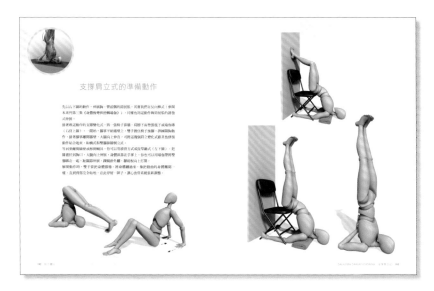

圖四　本書利用詳細的步驟解說圖，教你如何收縮（啟動）調控關節擺位的肌群，結尾則簡要歸納所有伸展的肌群。深淺不等的藍色代表收縮的肌肉（原動肌群以深藍色標示），紅色則代表被伸展的肌肉。利用體位介紹一節，便能充分掌握各個體位的解剖學知識。

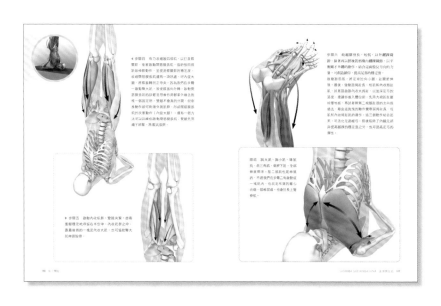

練習指引

無論是繪畫、雕塑或瑜伽體位，它們都跟寫作或電影一樣，目的是要訴說一段故事。持守著這個觀念，對於掌握故事的構成元素，並運用構成元素提高練習的效益，將有極大的助益。每個故事都有亟需調解的衝突、亟待克服的障礙，於是緊張局勢出現，衝突升高，故事進入高潮，接著來到結局，而解答則是經過協商的。許多好故事就是藉由這樣的動態過程，令觀眾改變原本的認知，用全新的角度看待事物。現在，試著將這樣的概念導入體位法或練習情境，並運用敘事的結構，來提高瑜伽的轉化能量。

就以下犬式這個故事來拆解吧！下犬式的步驟是：收縮腰肌及其協同肌，以屈曲髖關節和軀幹。不過，髖伸肌卻會阻礙髖屈動作，於是這故事有了衝突與障礙。腰肌越用力收縮，臀大肌（腰肌的拮抗肌）就越強烈抵抗，雙方衝突節節升高。感覺受器察覺到異狀，便趕緊發訊號給脊髓，報告肌肉的長度和緊繃的情形。於是，中央神經系統出面與各方協調出解決的辦法，可能是交互抑制作用，也可能是別

的生理程序，努力化解這場衝突。經過一連串的調解，髖伸肌終於放鬆，練習者順利克服障礙，進入更深的體位。大腦於是分泌腦內啡，產生幸福感，內心平靜穩定，而主掌薦神經叢的脈輪受到刺激，開啟精微靈體的能量。

接著，將注意力移到故事的次要情節。既然下犬式的主軸是伸展膕旁肌和臀肌，我們就來號召各個配角，一起突顯故事主軸吧！下犬式的配角是肱三頭肌，收縮這塊肌肉，使軀幹往大腿方向後推，將力量傳導至下肢。或將注意力放在主動肌／拮抗肌的交互關係，股四頭肌和膕旁肌就是最好的例子，將前面啟動髖屈肌的程序重複一遍。提高伸展強度，衝突升高，直抵最高點，完成動作，然後再進入下一個的動作，用呼吸將整套練習串接起來。

據說我們的意識無法一心多用。不過，當我們把注意力放在呼吸和作用肌群上，專注動作的塑模與調控，便能掃除心中雜念，培養禪定的狀態。

重要觀念
KEY CONCEPTS

主動肌／拮抗肌的關係：交互抑制作用
AGONIST/ANTAGONIST RELATIONSHIPS: RECIPROCAL INHIBITION

主動肌／拮抗肌的關係是所有觀念的基礎，由此出發，才有後面的觀念。啟動主動肌，以創造一個動作，這動作則使拮抗肌伸展。收縮主動肌，也會觸發中樞神經系統發送抑制訊號給拮抗肌，令其放鬆、進入伸展。

只要掌握了主動肌／拮抗肌的關係，你便曉得怎麼平衡關節周邊肌肉的力量，以發揮體位最大效益。以犁鋤式為例，收縮腰肌屈髖，啟動股四頭肌伸膝，這兩個動作分別拉長了臀大肌和膕旁肌。每當我們啟動腰肌和股四頭肌，大腦馬上發送抑制訊號給拮抗肌，這就是交互抑制作用。這個下意識生理現象，可將膕旁肌的反射收縮降到最低（參見本系列第三集《身體後彎與扭轉瑜伽》肌梭的說明）。當你啟動股四頭肌時，去感覺伸展的變化。

圖一　一個體位中，主動肌／拮抗肌的關係猶如一則故事裡，正派與反派的關係，那麼關節動作便是組成故事的次要情節了。關節的一側是主動肌，另一側是協同肌，在犁鋤式，腰肌和臀大肌構成一組主動肌／拮抗肌，股四頭肌和膕旁肌構成另一組，以下如此類推。中樞神經系統必須協調出一個解決辦法（交互抑制作用和脊髓反射弧）以消弭衝突。主動肌緊縮，拮抗肌放鬆、進入伸展。

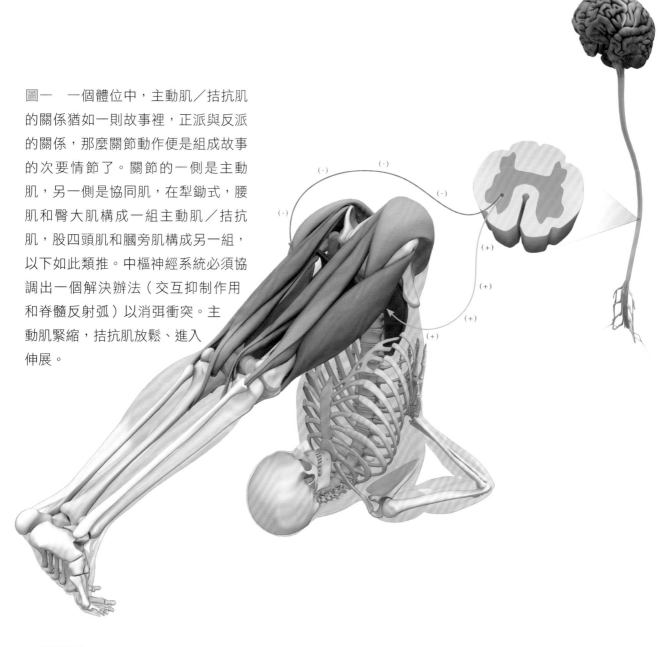

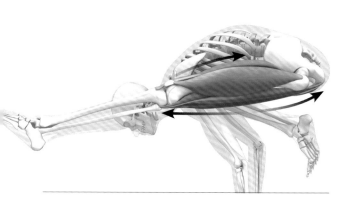

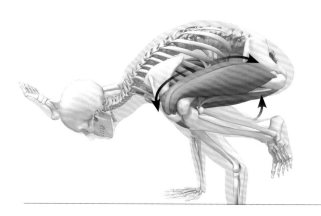

圖二　圖二、圖三都是講解單腿鶴式二，圖中繪出兩組最關鍵的主動肌／拮抗肌。收縮伸直腿的股四頭肌已伸直膝蓋，同時伸展大腿後側的膕旁肌。

圖三　彎曲腿的情況剛好相反。啟動膕旁肌屈膝，以創造體位的最適型態（optimal form）。屈膝動作可令股四頭肌伸展。這兩隻腳都是透過交互抑制作用，命令伸展肌群放鬆。

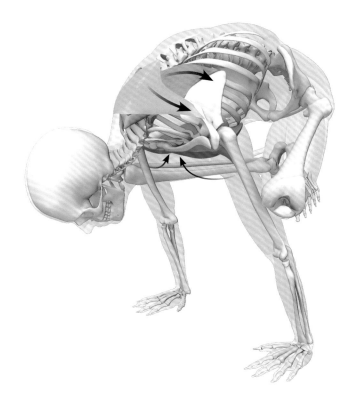

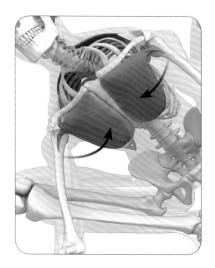

圖四　主動肌／拮抗肌的故事同樣也發生在鶴式。收縮胸大肌，令肱骨內收。啟動前鋸肌，令肩胛骨前突。這兩個動作可伸展菱形肌和中斜方肌。

關鍵肌肉的單獨啟動
KEY MUSCLE ISOLATIONS

肌肉單獨啟動，就好像拿著你的心靈相機對準單一角色，實際練習時，每次只形塑一個部位的動作。肌肉單獨啟動，會刺激該塊肌肉及其拮抗肌的感覺神經元和運動神經元。一次啟動一塊肌肉，啟動完再換下一塊，一塊接著一塊，將全身「巡」一遍（正如本書用許多步驟講解各部位的動作），將體位烙印在腦海中。關節擺位越精準，心靈影像越清晰。

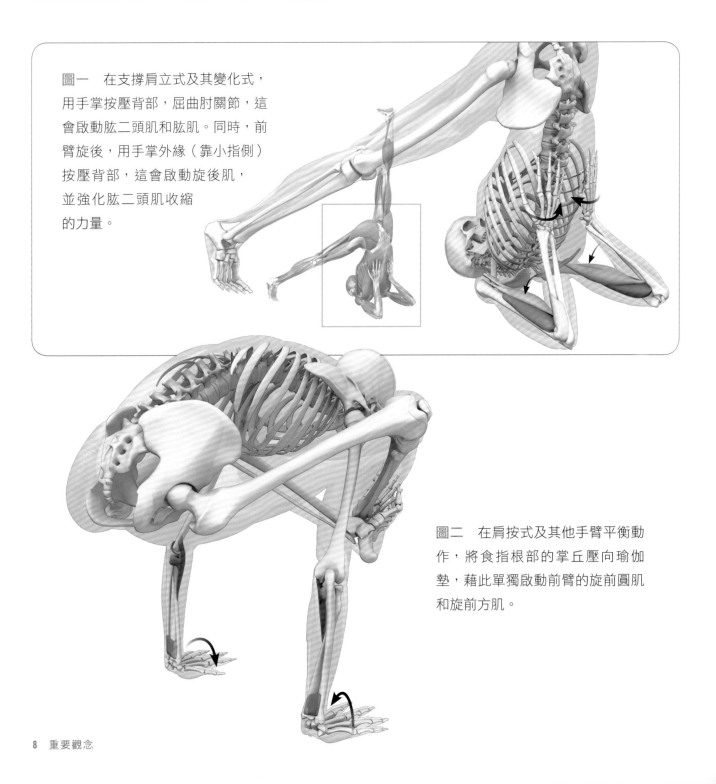

圖一　在支撐肩立式及其變化式，用手掌按壓背部，屈曲肘關節，這會啟動肱二頭肌和肱肌。同時，前臂旋後，用手掌外緣（靠小指側）按壓背部，這會啟動旋後肌，並強化肱二頭肌收縮的力量。

圖二　在肩按式及其他手臂平衡動作，將食指根部的掌丘壓向瑜伽墊，藉此單獨啟動前臂的旋前圓肌和旋前方肌。

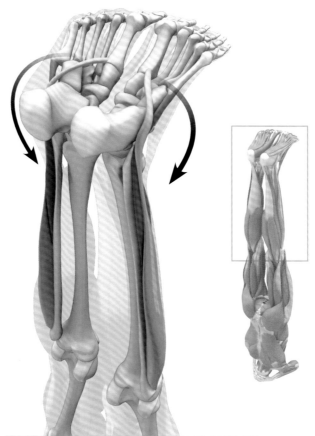

圖三 練習頭倒立時，將腳掌外緣向外傾斜，以外翻足部。這會啟動小腿外側的腓骨長、短肌。

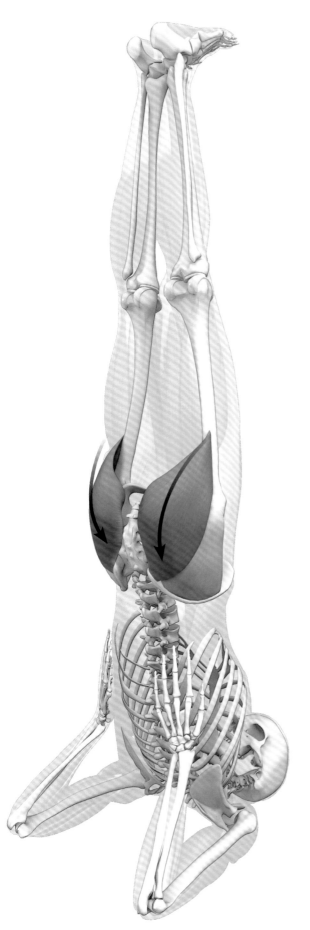

◀ 圖四 每當我們做支撐肩立式這一類動作時，髖關節容易前屈，所以要啟動臀肌（臀大肌和臀中肌），以修正髖前屈，啟動訣竅是臀部夾緊。

關鍵肌肉的共同啟動

KEY CO-ACTIVATING

肌肉共同啟動是單獨啟動的進階版本，必須同時收縮兩個肌群，好像同一場景內有兩個主角一起推動故事情節。

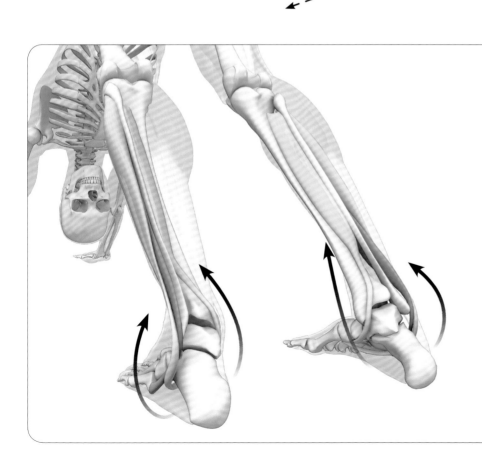

圖一　啟動腓骨長、短肌，將足底腳球壓向瑜伽墊。腳掌固定好之後，再啟動臀中肌和闊筋膜張肌（髖外展肌），試著將兩隻腳向外拖。雙腳不會挪移，依然被固定在墊子上，但收縮臀中肌和闊筋膜張肌卻促使它們的次要動作（髖內旋）發生。做下犬式時，請用這種方式共同啟動肌肉，使膝蓋骨面朝正前方。

圖二　要穩定下犬式的腳踝，先啟動腓骨長、短肌（外翻中足肌），將足底腳球壓向瑜伽墊。維持這動作的同時，還要啟動脛後肌（內翻中足肌），將重量往腳掌外緣分布過去。觀察共同啟動腓骨肌群和脛後肌如何穩定腳踝。

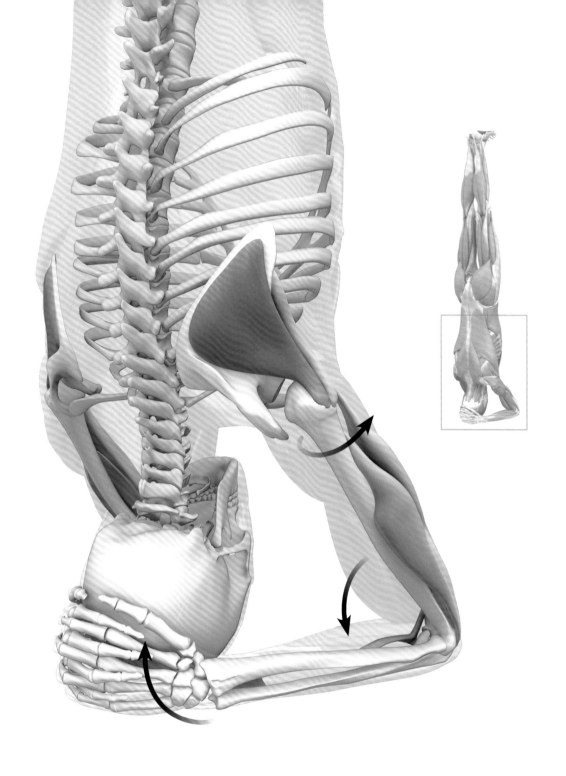

圖三　肩胛帶和手臂構成了頭倒立的基座。用肌肉共同啟動和韌帶牽引機制來穩定體位結構。收縮肩旋轉袖的棘下肌和小圓肌，以外旋上臂骨。接著再啟動肱三頭肌，將前臂側面均勻壓向瑜伽墊。最後，啟動旋前圓肌和旋前方肌，將前臂骨向內轉，用食指根部的掌丘按壓後腦杓。結合以上動作，可創造螺旋或「擰轉」效果，從肩膀到手掌，連結基座和軀幹。這可穩定倒立動作，保護頸椎。

協同肌內的共同啟動

CO-ACTIVATING SYNERGISTS

協同肌可改善和提升主動肌的動作。肌肉收縮時，一般可形成一個主動作。但有些肌肉因為纖維走向的關係會形成次要動作。

例如，內收長、短肌的主動作是髖內收。不過，受到肌肉纖維走向的影響，還會形成兩個次要動作，即屈曲與外旋髖關節。現在看大腿外側的闊筋膜張肌，其主動作是髖外展，次要動作是屈曲和內旋髖關節。兩相對照下，我們發現這兩塊肌肉的主動作雖然相互對立，卻有個共通的次要動作，即髖屈動作。假使我們想利用這個共通動作來協助真正的屈髖肌（即腰肌，也就是髖屈動作的主動肌），就要共同啟動內收長、短肌和闊筋膜張肌。

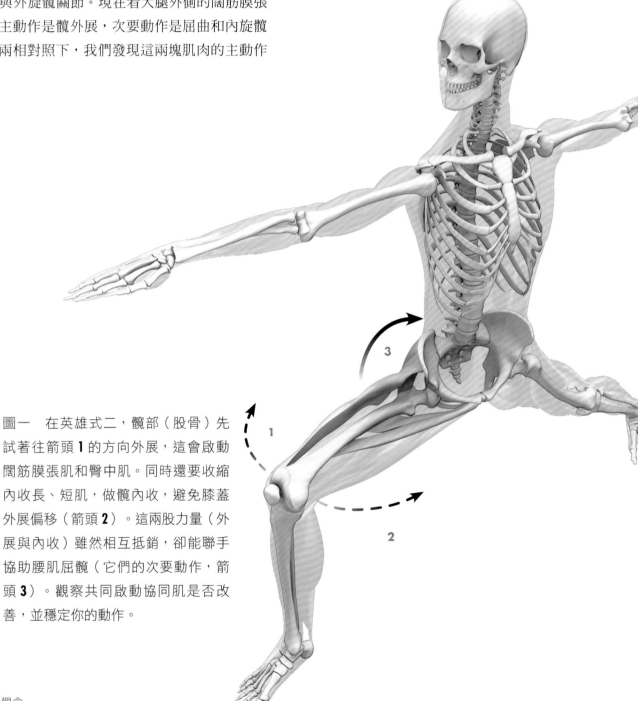

圖一　在英雄式二，髖部（股骨）先試著往箭頭 **1** 的方向外展，這會啟動闊筋膜張肌和臀中肌。同時還要收縮內收長、短肌，做髖內收，避免膝蓋外展偏移（箭頭 **2**）。這兩股力量（外展與內收）雖然相互抵銷，卻能聯手協助腰肌屈髖（它們的次要動作，箭頭 **3**）。觀察共同啟動協同肌是否改善，並穩定你的動作。

▶ 圖二　這原則也可運用在一腳高舉、一腳落地的倒立動作，例如單腿頭倒立。現在看地上腿的動作，先屈曲該側髖關節（用重力和腰肌的力量）。由於髖屈動作也是外展肌與內收肌的次要動作，所以要共同啟動外展肌和內收肌，以協助腰肌屈髖。把腳往中線拉（內收），同時還要啟動外展肌（闊筋膜張肌和臀中肌），以抗拒內收。試著感覺，地上腿的髖部是否更穩定。

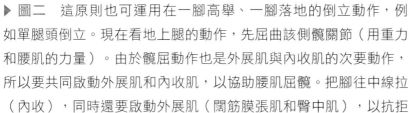

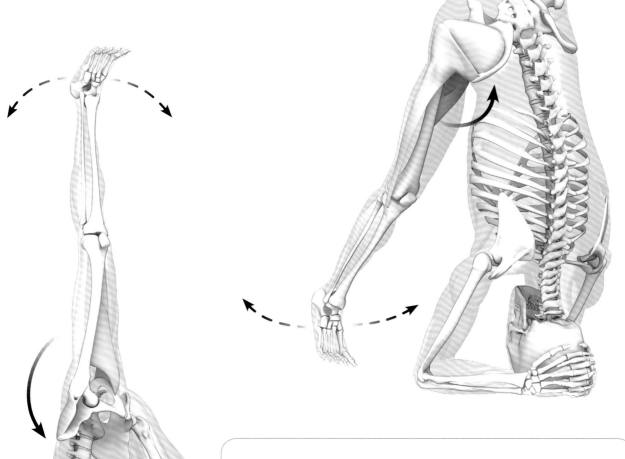

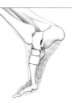

◀ 圖三　接著看停在空中的上抬腿，該側髖關節伸展。由於內收大肌的次要動作是髖伸動作，所以試著把腳往中線拉（內收），藉此啟動內收肌群，同時也要啟動臀中肌後側纖維，以外展大腿，對抗內收的力量。主動作雖然相互抵銷，內收大肌和臀中肌的次要動作（髖伸）卻可協助臀大肌伸展髖關節。

誘發式伸展（輔助伸展）

FACILITATED STRETCHES

誘發式伸展非常管用，即便不了解背後的科學原理，也無礙你融入練習之中。不過，若能確實掌握觀念背後的生理學原理更好，因為無論在心理層面或身體層面，都會有助於你輕鬆整合。

誘發式伸展，就是刻意收縮我們想要拉長的肌肉。這會提高肌肉與肌腱連結處的張力，而肌肉與肌腱連結處有個神經受器叫高爾基腱器，在偵測到張力異常時，便會發送訊號通知脊髓。中樞神經系統則扮演調停人的角色，為了避免情況惡化發生危險，便趕緊給收縮肌下達抑制訊號，也就是所謂的放鬆反應。接著趁放鬆反應後的短暫空檔去伸展肌肉，創造新的「固定長度」。

從肌肉固定長度可看出身體該部位的柔軟度。肌肉變長或縮短，完全是為了適應我們平常的運動模式。例如，正在接受訓練的三鐵運動選手，每天規律騎乘單車，長期維持髖屈姿勢（久坐不動的人也一樣）。這些人由於長時間屈髖，髖屈肌的固定長度會縮短，為了平衡、避免肌肉緊縮，應該要常常伸展。

誘發式伸展是肌肉增加固定長度最有效的方式，規律練習瑜伽則可維持新增的長度。肌肉拉長以後，就算隔段時間沒伸展，由於先前已經下過苦功「開拓新路」，要再恢復柔軟度，也就相對容易許多。

透過規律練習，可有效保持身體柔軟，動作靈活。藉由身體動作的可能性擴增，身、心、靈都將不受拘束，無比自由。

一般提及誘發式伸展，多指練習者鎖定特定一塊肌肉，誘發它放鬆。不過，我們可以從另外一個角度看待誘發式伸展，即收縮肌（主動肌）與伸展肌（拮抗肌）的衝突。人體做任何關節動作，一定會有一塊肌肉收縮，一塊肌肉伸展，這時我們如果刻意去啟動那塊伸展的肌肉（就像誘發性伸展），便能短暫激化兩塊肌肉的衝突。衝突一升高，中樞神經系統就要出面協調解決的辦法：即命令肌肉放鬆，接著順勢拉長，進入伸展。

圖一　脊髓反射弧

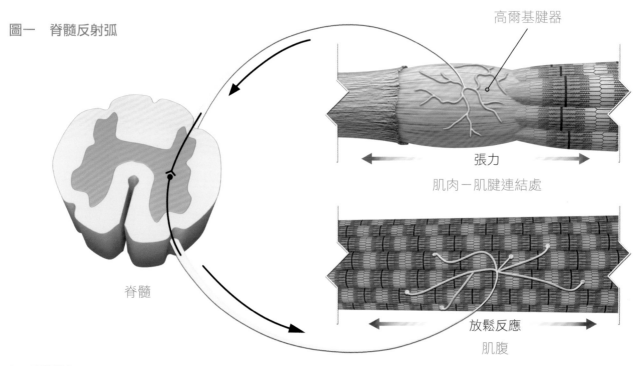

高爾基腱器

張力

肌肉－肌腱連結處

脊髓

放鬆反應

肌腹

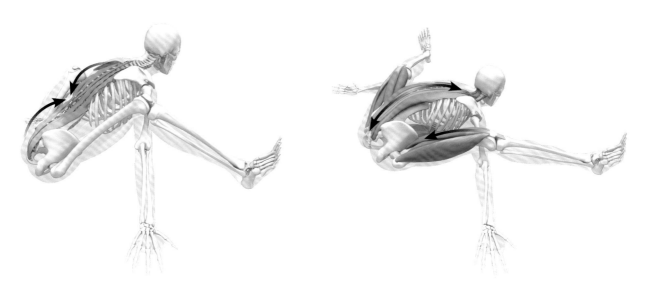

圖二　進入螢火蟲式之前，以誘發式伸展拉長背部肌肉，為背部動作作準備。先以最能伸展背部的龜式開始，將雙臂放在大腿下面，啟動股四頭肌直膝，將大腿壓在手臂背面。接著，試著挺背。豎脊肌和腰方肌此時雖然是伸展，但挺背的動作卻會啟動這兩塊肌肉。肌肉一收縮，便提高肌肉與肌腱連結處的張力，刺激高爾基腱器。高爾基腱器趕緊通知中樞神經系統肌肉張力升高，中樞神經系統於是下達放鬆命令，抑制肌肉收縮。

圖三　下一步要把放鬆反應所創造的鬆弛纖維給拉緊，以創造新的固定長度。背部放鬆後，馬上收縮股四頭肌，用大腿壓住手臂。還要共同啟動腹直肌，加深軀幹前彎，以進入更深的螢火蟲式。

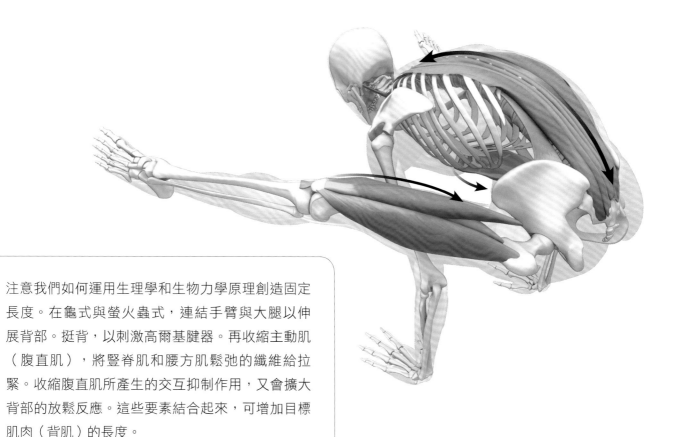

注意我們如何運用生理學和生物力學原理創造固定長度。在龜式與螢火蟲式，連結手臂與大腿以伸展背部。挺背，以刺激高爾基腱器。再收縮主動肌（腹直肌），將豎脊肌和腰方肌鬆弛的纖維給拉緊。收縮腹直肌所產生的交互抑制作用，又會擴大背部的放鬆反應。這些要素結合起來，可增加目標肌肉（背肌）的長度。

鎖印

BANDHAS

鎖印或鎖，就是共同啟動的一種，將你的心靈凝視（mental gaze）聚焦在體位的某個點。而輔助伸展是共同啟動的延伸，讓焦點更集中。

圖一　做單腿倒立動作，要善用共同啟動原理，在骨盆處創造鎖印。收縮上抬腿的臀大肌，做髖伸動作，再啟動地上腿的腰肌。臀大肌會使同側骨盆後傾，腰肌則使對側骨盆前傾。這兩個反方向的動作結合起來，便能在薦髂關節創造「擰轉」效果，勒緊薦髂韌帶，穩定骨盆。這裡我們以單腿肩立式作示範。

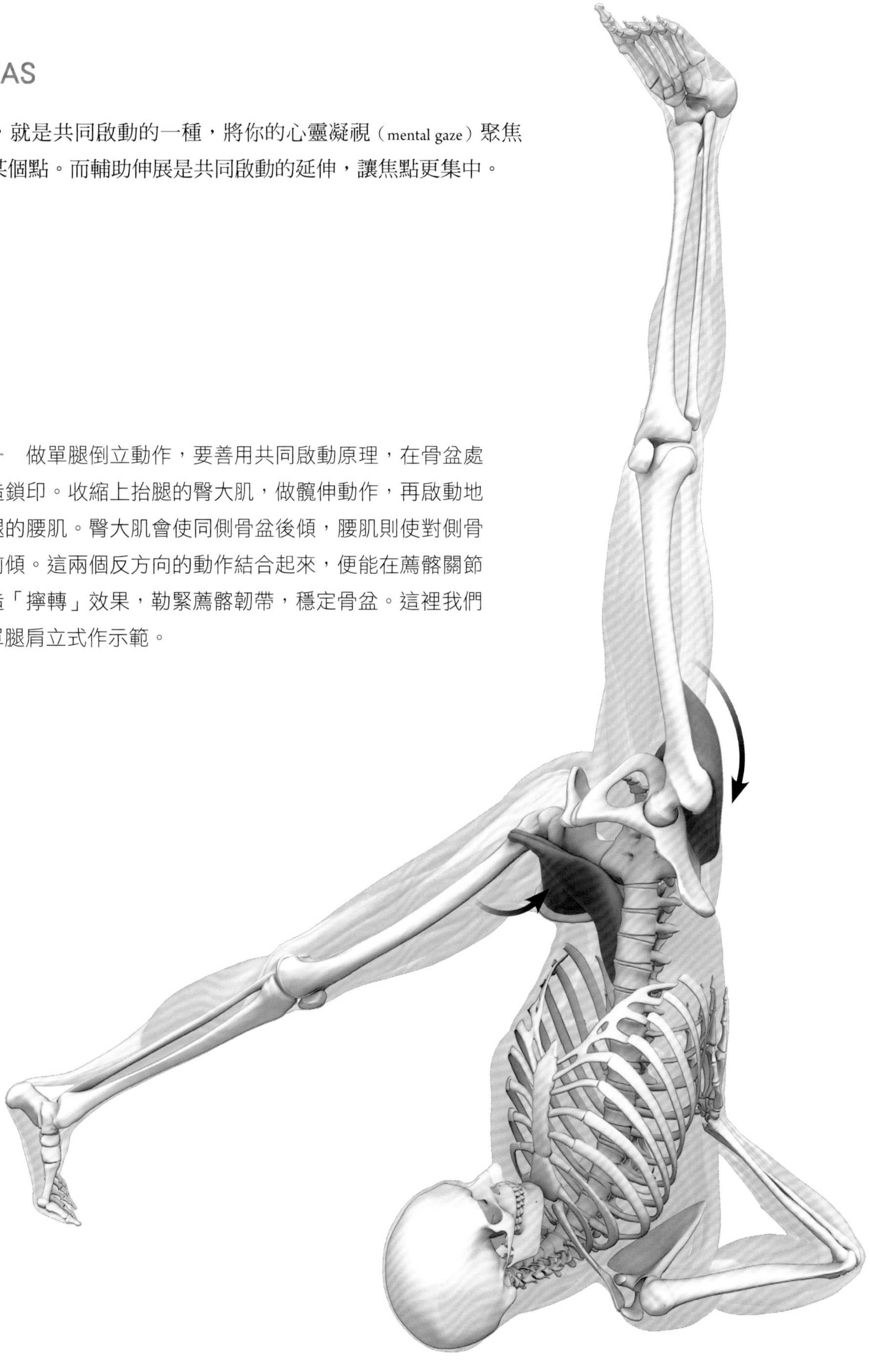

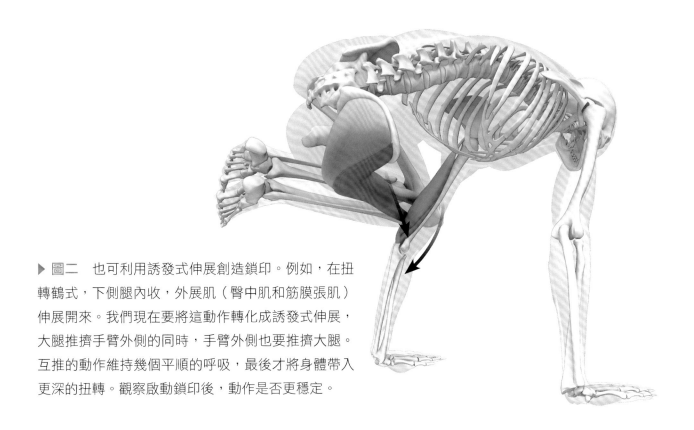

▶ 圖二　也可利用誘發式伸展創造鎖印。例如，在扭轉鶴式，下側腿內收，外展肌（臀中肌和筋膜張肌）伸展開來。我們現在要將這動作轉化成誘發式伸展，大腿推擠手臂外側的同時，手臂外側也要推擠大腿。互推的動作維持幾個平順的呼吸，最後才將身體帶入更深的扭轉。觀察啟動鎖印後，動作是否更穩定。

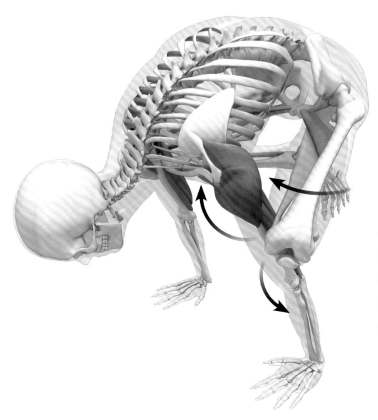

◀ 圖三　收縮內收肌群，用大腿內側推擠上臂。同時也要啟動側三角肌，以手臂外推大腿。最後啟動肱三頭肌伸肘。藉由上下附肢骨骼的連結，為鶴式創造鎖印，穩定動作。

鎖印瑜伽法則

每個體位都有獨特的形式與功效。在這個體位收縮的肌肉，到了其他體位可能就是伸展。因此，擁有一張地圖會很有幫助，因為地圖會指引你做到最理想的體位。不過上上之策還是自己培養能力，創造一張你個人的專屬地圖。鎖印瑜伽法則這一節，就是教你怎麼達成這項目標。

每個體位皆由五項要素構成，分別是：關節擺位、為了完成這些擺位而收縮的肌肉、為了完成這些擺位而伸展的肌肉、呼吸以及鎖印。你只要認識了關節擺位，就可以確認某一條肌肉是原動肌，進而啟動它。原動肌一收縮，便能調控出某個體位的樣子，然後再利用其他協同肌微調姿勢。原動肌既然已經確定了，你自然就曉得應該伸展哪些肌肉。最後再運用生理學技巧，拉長肌肉，增加肌肉的活動度，加深體位。

其次是呼吸。幾乎每個體位都有助於我們擴展胸腔。結合呼吸的輔助肌肉以及橫膈膜的動作，以增加胸廓的容積。這會促進血液含氧量，排除精微靈體的能量障礙。

鎖印則是最後的畫龍點睛。你只要共同收縮那些調控關節擺位的肌群，就能在全身上下創造鎖印。然後，把身體四肢鎖印連結到核心鎖印。這會穩定你的姿勢，使體位法的感受牢牢銘記在心裡。

鎖印瑜伽法則包含五個步驟，這些步驟教你辨識五項要素，解讀所有瑜伽體位。鎖印瑜伽法則是你的引路人，指引你創造一張結合科學與瑜伽的地圖。在這一節，我將以單腿支撐肩立式講解鎖印瑜伽法則。

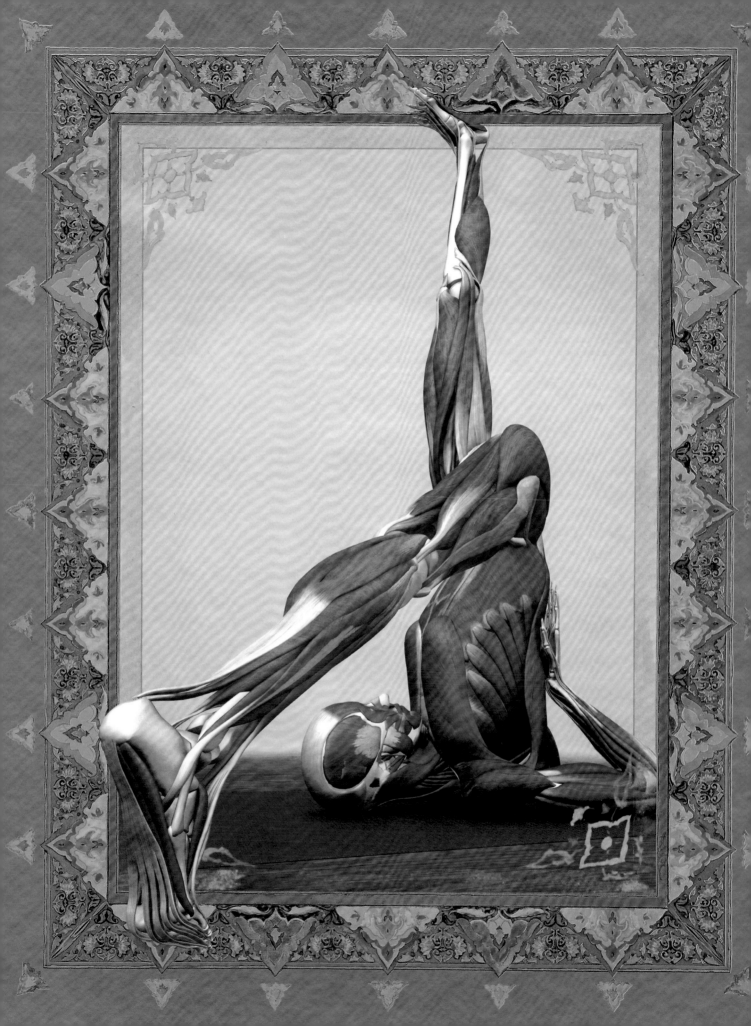

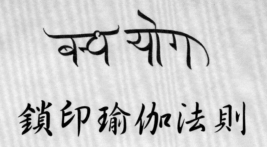

鎖印瑜伽法則

1

確認體位所使用的關節擺位

2

確認體位法中所使用的原動肌。
收縮這些肌肉，讓骨骼穩定，進入正位。

3

確認原動肌對應的拮抗肌。
然後伸展拮抗肌，以創造柔軟度。

4

擴展胸腔

5

創造鎖印

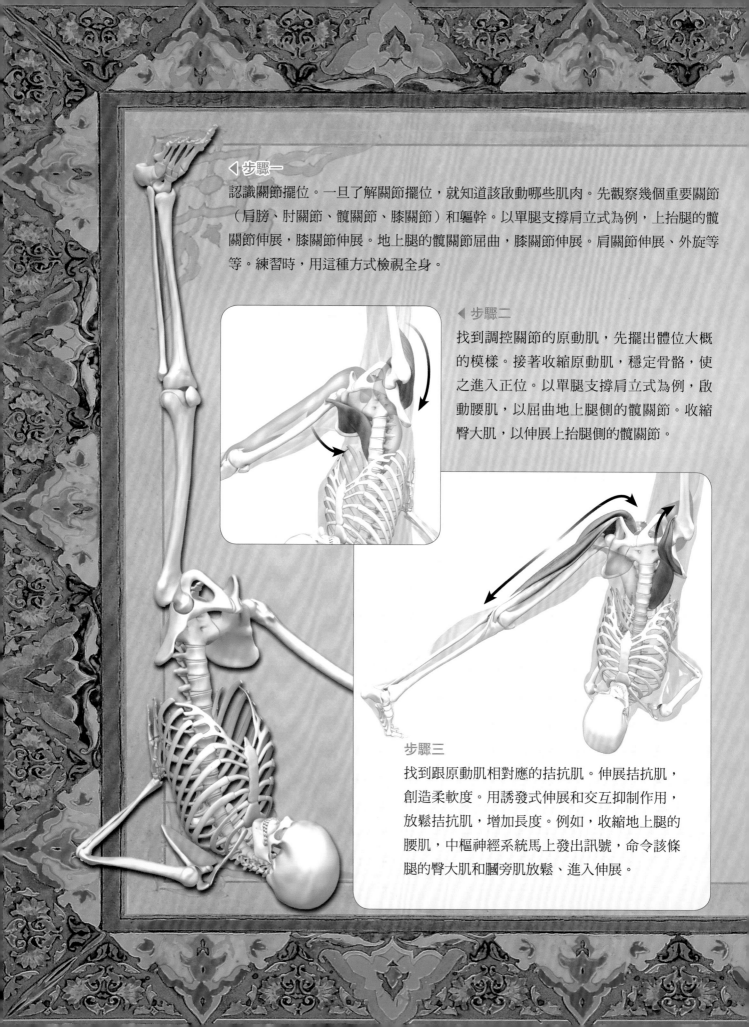

◀ 步驟一

認識關節擺位。一旦了解關節擺位，就知道該啟動哪些肌肉。先觀察幾個重要關節（肩膀、肘關節、髖關節、膝關節）和軀幹。以單腿支撐肩立式為例，上抬腿的髖關節伸展，膝關節伸展。地上腿的髖關節屈曲，膝關節伸展。肩關節伸展、外旋等等。練習時，用這種方式檢視全身。

◀ 步驟二

找到調控關節的原動肌，先擺出體位大概的模樣。接著收縮原動肌，穩定骨骼，使之進入正位。以單腿支撐肩立式為例，啟動腰肌，以屈曲地上腿側的髖關節。收縮臀大肌，以伸展上抬腿側的髖關節。

步驟三

找到跟原動肌相對應的拮抗肌。伸展拮抗肌，創造柔軟度。用誘發式伸展和交互抑制作用，放鬆拮抗肌，增加長度。例如，收縮地上腿的腰肌，中樞神經系統馬上發出訊號，命令該條腿的臀大肌和膕旁肌放鬆、進入伸展。

▶ 步驟四

擴展胸部。利用本書介紹的提示，訓練自己單獨啟動呼吸輔助肌群。例如，啟動肱二頭肌和肱肌，用手掌按壓背部。接著，將背部倚靠在手掌上，收縮胸小肌和豎脊肌，令胸部向前擴展。

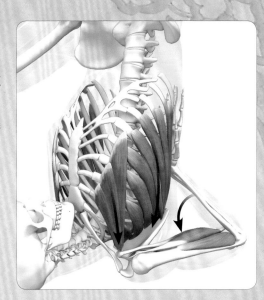

步驟五

創造鎖印。鎖印可「鎖住」或穩定姿勢，強化肌肉，刺激神經系統。例如，啟動地上腿的腰肌，刻意屈曲髖關節。同時，啟動上抬腿的臀大肌，臀部收縮，做髖伸動作。在此停留幾個呼吸，去感覺這兩個動作如何穩定單腿支撐肩立式的骨盆。

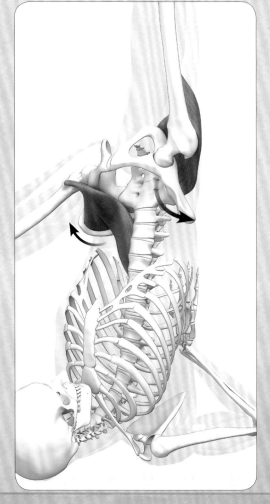

上肢平衡體位
ARM BALANCES

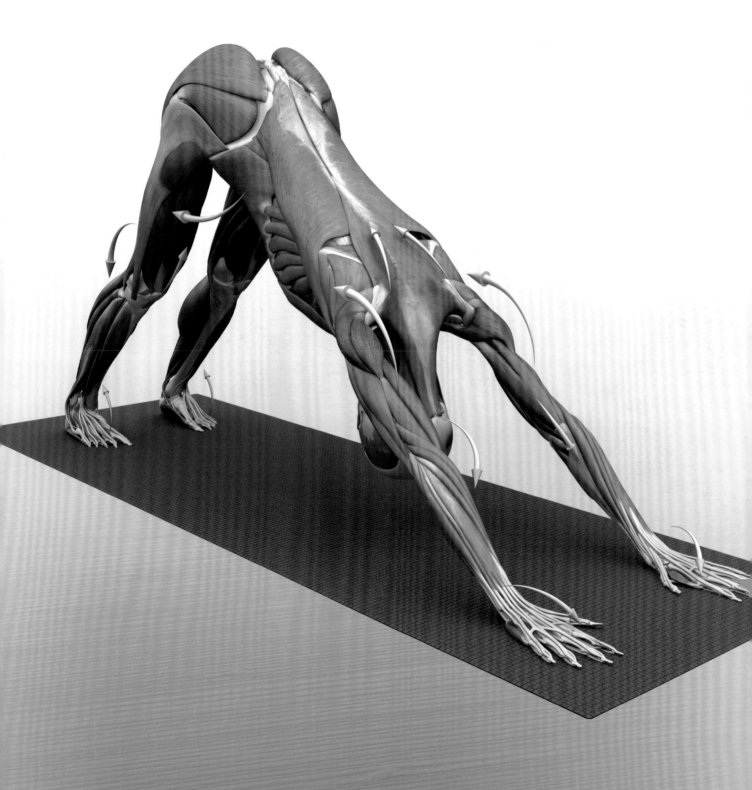

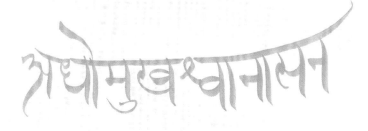

ADHO MUKHA SVANASANA
下犬式

下犬式既是倒立體位，也是上肢平衡動作。下犬式在串連動作（Vinyasa）裡是個休息動作，練習者會在此停留幾個呼吸，同時也是評估肩膀和雙腿後側肌群伸展幅度的指標。髖關節屈曲，膝關節打直，伸展焦點位在膕旁肌上。以足背屈來強化腓腸肌和比目魚肌的伸展（腓腸肌橫跨膝關節後側，比目魚肌則和腓腸肌橫跨踝關節）。手臂打直，將身體後背往腳的方向後推出去，以間接加深伸展的幅度。

先完成上述的基本動作，再調整小細節。記住，所有最深刻奧妙的瑜伽經驗通常就發生在細小、專注、微妙的動作上。好比說，前臂旋前，肩關節外旋，可創造一個「撐轉」的螺旋效果，從上而下貫穿整隻手臂。可收緊肘關節韌帶，使姿勢更加穩定。

下犬式還有一個小細節：打開髂骨翼，令骨盆前傾。髂骨外開的訣竅是，腳掌先固定在瑜伽墊上，再嘗試往兩側「拖曳」。這動作會以閉鎖式運動鏈的方式啟動外展肌群，拉動外展肌群附著在髂棘上的起端。接著再啟動臀肌，訣竅是雙腳嘗試向後拖曳，遠離雙手。最後是踝關節的動作，踝關節旋前（足外翻），將重量壓在足底腳球上。接著，再提起足弓，將重量分散至足底外緣。踝關節內翻和外翻的力道平衡，基座自然穩固，有利於穩定姿勢。這些深層細節，你可以全部採納，或挑選其中一個來深化練習。

重要關節擺位

- 髖關節屈曲
- 膝關節打直
- 肩關節屈曲、外旋
- 肘關節打直
- 前臂旋前

- 腕關節伸展
- 踝關節背屈
- 腰椎伸展
- 頸椎屈曲

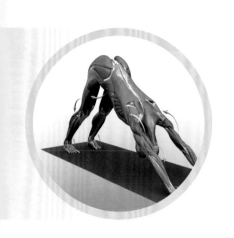

下犬式的準備動作

我們可以把下犬式當作自由站姿來練習，也可以當作串連動作來練習。如果你當作串連動作來練習，前面幾個回合不必做得很到位，做個大概就好：髖關節屈曲，膝蓋和手肘統統打直。先讓幾塊重要的肌群伸展開來，預作準備。等到身體熱起來，再按照下列步驟，啟動協同肌，慢慢調整姿勢。

若以自由站姿練習，身體先採四足跪姿。首先，體會掌心貼地的感覺。五根手指張開，肩膀外旋。接著，腳趾踩地，重量移到腳趾根部的腳球（趾丘）上。膝蓋離地，髖關節屈曲，將軀幹往大腿的方向拉。啟動肱三頭肌，將手臂打直。接著，髖關節保持屈曲，膝關節打直，身體進入下犬式。退出下犬式時，膝關節先彎曲，膝蓋回到地板上。回到嬰兒式休息。

也可以下圖的椅子伸展，拉長你的肩伸肌。透過放在椅面的手肘出力下壓，並在此停留幾個呼吸，可將這個動作轉變成「誘發式伸展」。趁著雙肘出力後肌肉會更加放鬆的空檔，再次加深肩伸肌的伸展。

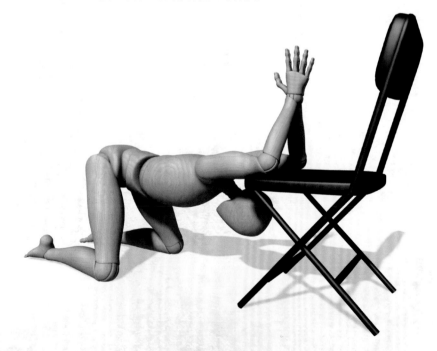

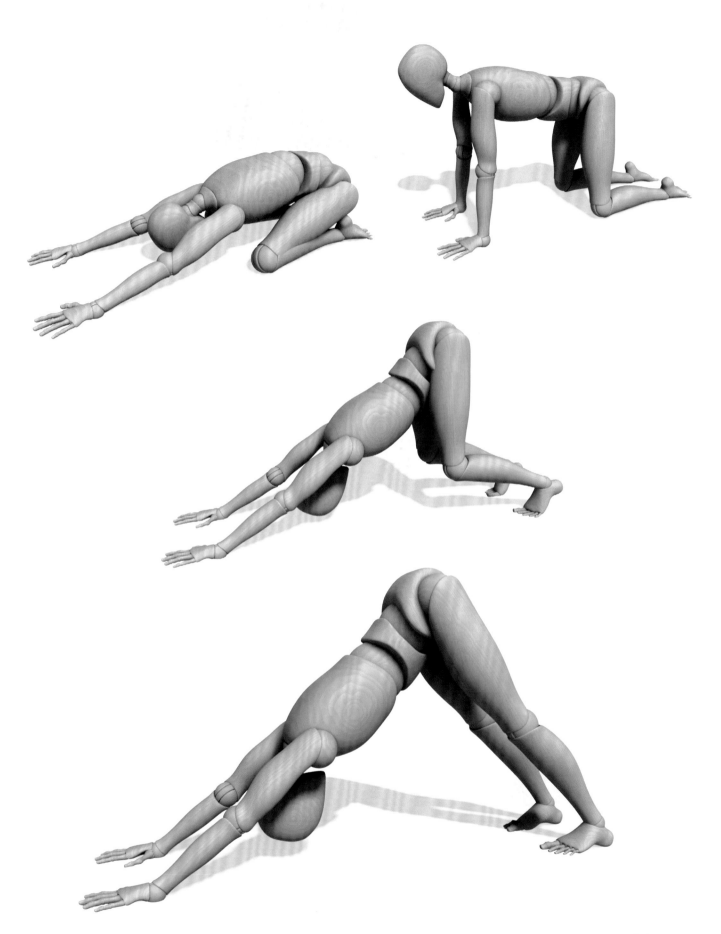

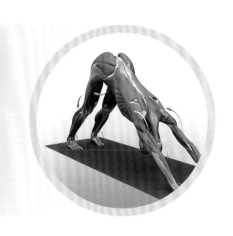

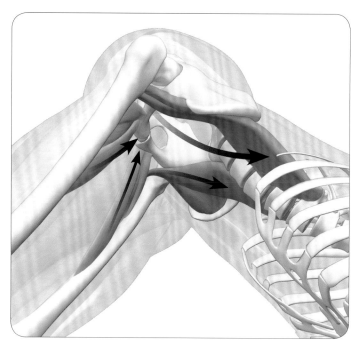

步驟一 收縮腰肌及其協同肌（內收長、短肌和恥骨肌），做髖屈動作。啟動這些肌肉的訣竅是，雙腳試著往中間靠攏。一開始先屈膝，使膕旁肌放鬆。由於膕旁肌的起附點位在坐骨粗隆（即坐骨結節），所以膕旁肌放鬆，就不會拉住坐骨粗隆，這樣腰肌收縮，骨盆就有空間前傾。請注意，腰大肌的起附點位在腰椎上，所以啟動腰肌，也會把腰椎往前拉，令下背稍微前推，這才是下犬式想要的姿勢。啟動腰肌，可創造臀大肌（髖伸肌）的交互抑制作用。

步驟二 這時有好幾塊肌肉可幫忙腰肌完成髖屈動作。啟動恥骨肌和內收長、短肌，可屈曲髖關節，令骨盆前傾。而縫匠肌和股直肌跨過髖關節，往下延伸到膝蓋，故這兩塊肌肉收縮，也有助於髖屈動作。此外，縫匠肌的起端位在髂前上棘（ASIS），股直肌的起端位在髂前下棘（AIIS），所以啟動這兩塊肌肉，骨盆會前傾。收縮股直肌的訣竅是膝蓋骨往上提（股直肌的止端位在膝蓋骨）。而縫匠肌就比較難單獨啟動了，不過，只要我們做髖屈動作，特別是如果刻意內旋股骨，即可啟動之。臀小肌位在髂骨外側，跨越髖關節，會隨著髖關節姿勢的變化（屈曲、中立或伸展）而產生不同的動作。我們做下犬式，髖關節要保持屈曲，這時的臀小肌就扮演髖屈肌的作用。臀小肌位在臀大肌和臀中肌的深層，很難任意啟動，但可用觀想的方式喚醒。

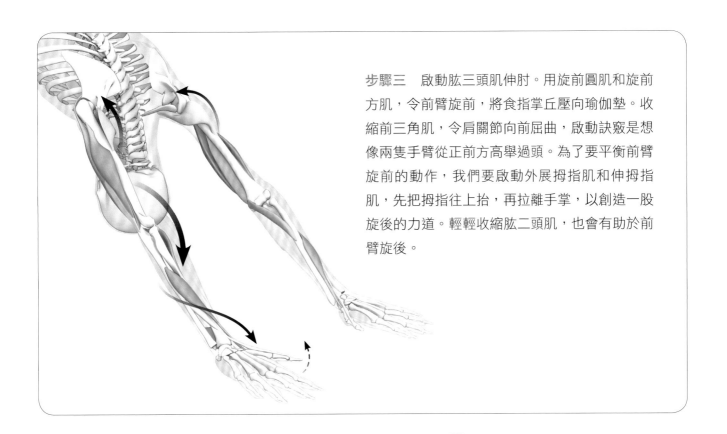

步驟三　啟動肱三頭肌伸肘。用旋前圓肌和旋前方肌，令前臂旋前，將食指掌丘壓向瑜伽墊。收縮前三角肌，令肩關節向前屈曲，啟動訣竅是想像兩隻手臂從正前方高舉過頭。為了要平衡前臂旋前的動作，我們要啟動外展拇指肌和伸拇指肌，先把拇指往上抬，再拉離手掌，以創造一股旋後的力道。輕輕收縮肱二頭肌，也會有助於前臂旋後。

步驟四　啟動股四頭肌，以伸展膝關節。再啟動臀中肌和闊筋膜張肌，稍微拉開薦骨（經由閉鎖式運動鏈收縮），使大腿向內轉。啟動的訣竅是雙腳先固定在墊子上，然後各自向外拖。雙腳其實不會動，但收縮的力量卻轉化成內旋動作，形成一條沿腿而下的螺旋力線。

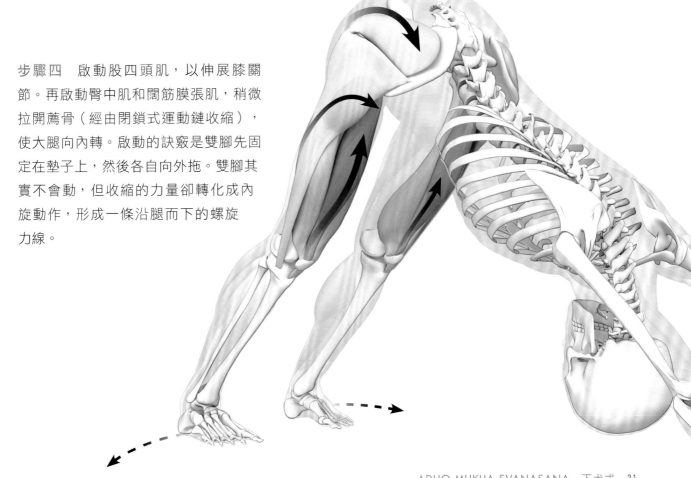

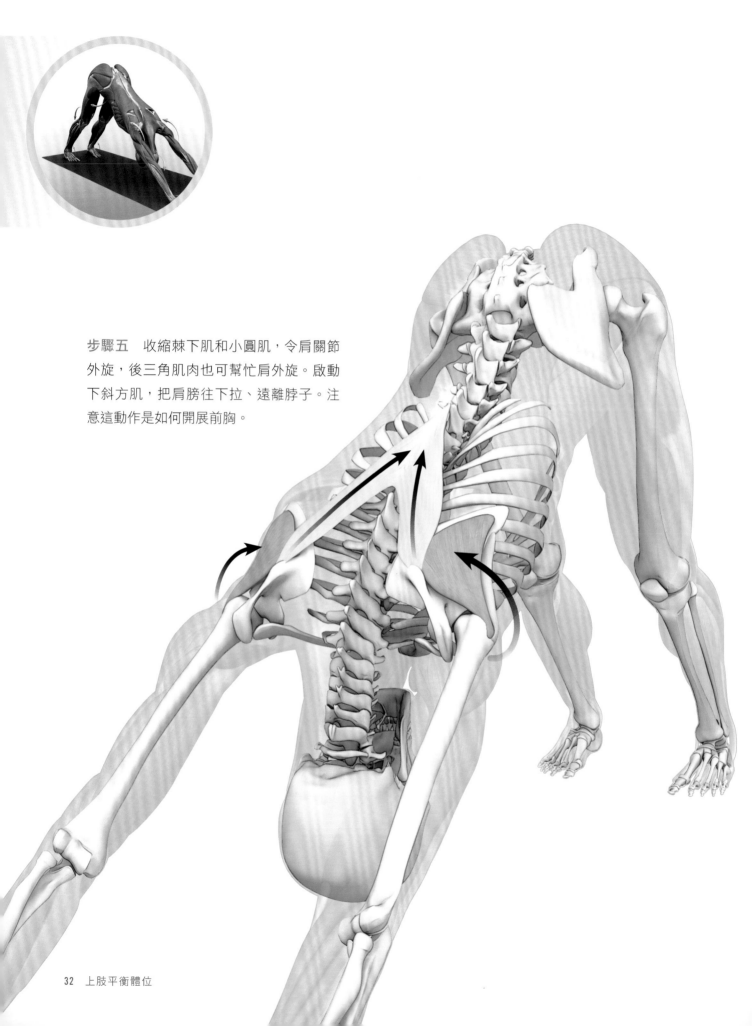

步驟五　收縮棘下肌和小圓肌，令肩關節
外旋，後三角肌肉也可幫忙肩外旋。啟動
下斜方肌，把肩膀往下拉、遠離脖子。注
意這動作是如何開展前胸。

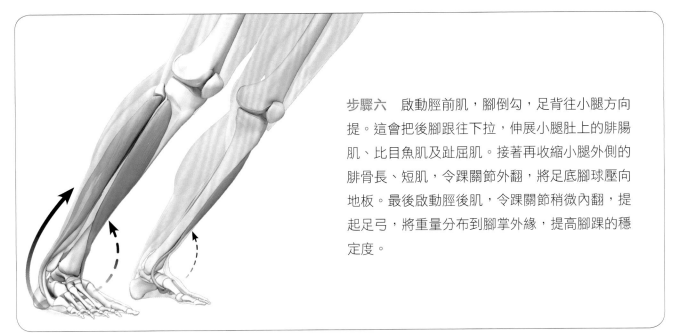

步驟六 啟動脛前肌，腳倒勾，足背往小腿方向提。這會把後腳跟往下拉，伸展小腿肚上的腓腸肌、比目魚肌及趾屈肌。接著再收縮小腿外側的腓骨長、短肌，令踝關節外翻，將足底腳球壓向地板。最後啟動脛後肌，令踝關節稍微內翻，提起足弓，將重量分布到腳掌外緣，提高腳踝的穩定度。

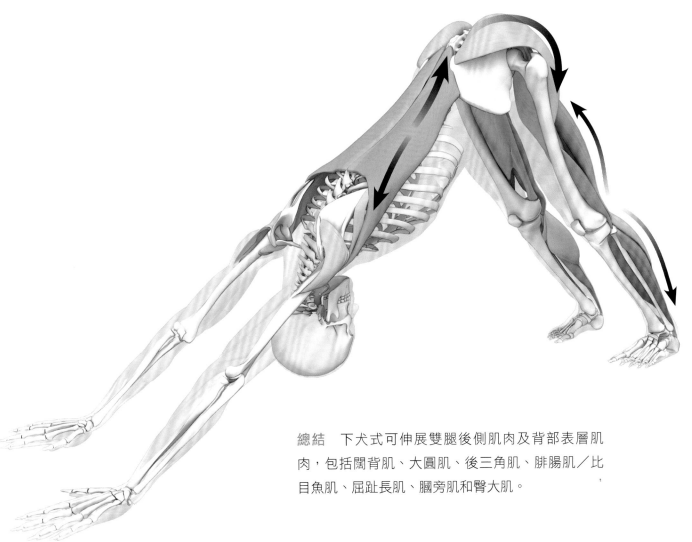

總結 下犬式可伸展雙腿後側肌肉及背部表層肌肉，包括闊背肌、大圓肌、後三角肌、腓腸肌／比目魚肌、屈趾長肌、膕旁肌和臀大肌。

चतुरंगदंडासन
CHATURANGA
DANDASANA
鱷魚式

你可以把鱷魚式當作自由站姿單獨練習，也可以將其與別的體位串成一組串連動作。鱷魚式通常接在站立前彎之後，做完站立前彎，以向後跳躍或往後跨的方式進入鱷魚式。如果你是由上往下進入鱷魚式，身體放低前，最好先預想等一下要啟動的肌肉（胸肌和肩膀肌肉），讓身體重量順利轉移到手臂上。

做鱷魚式，骨盆容易下垂，所以要想辦法因應，藉由啟動屈腹肌肉，以抗衡下垂的力量。如果你是由下往上進入鱷魚式，從地板將身體推起來，那麼請按照下列順序啟動各個部位的肌肉。

一，先啟動胸大肌、前鋸肌、肱三頭肌，以抬高胸部。二，股四頭肌收縮，以打直膝關節。三，腰肌和腹直肌要出力，以抬高骨盆。這三個動作結合起來，軀幹便像座鷹架或吊橋一般，懸置在半空中。最後，為了穩定姿勢，必須再創造一組相互抗衡的力量：先用腳踝和腳掌將身體往前推，接著再用肩膀肌肉的力量將身體往後推。結合這兩個動作，可形成四肢鎖印，以徵召[1]更多骨盆橫膈肌群[2]，大大強化根鎖的效果。這就是肌肉共同啟動的例子。

重要關節擺位

- 肘關節屈曲
- 前臂旋前
- 腕關節伸展
- 肩關節外旋
- 膝關節伸展
- 踝關節背屈
- 趾關節伸展
- 髖關節保持中立
- 脊椎保持中立

1 譯注：藉由啟動容易控制的肌群，來幫忙單獨收縮和啟動那些難以控制的肌群，稱為肌肉徵召（recruitment）。
2 譯注：骨盆橫膈（pelvic diaphragm）又叫骨盆膈，由提肛肌和股尾肌等肌群所構成。

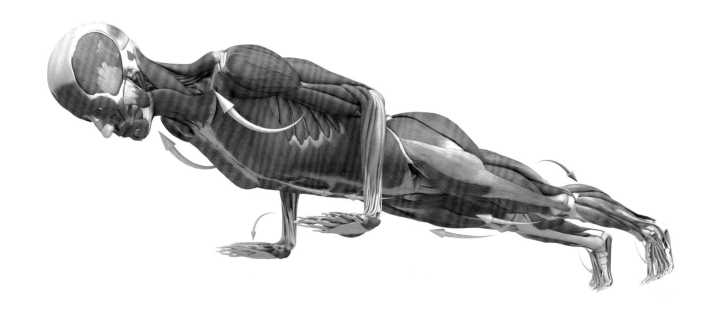
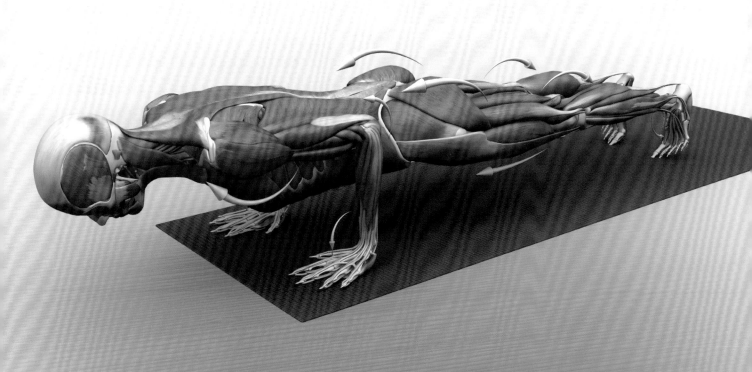

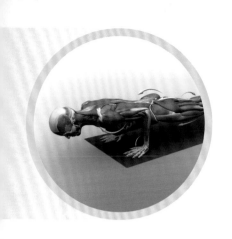

鱷魚式的準備動作

你可以從撐舉的姿勢（如拜日式）進入鱷魚式（撐舉請見第42頁下圖）。
在這裡，則是告訴你怎麼從地板進入鱷魚式，
雙手放在地板上，掌心貼地、向下推，手肘好像要打直的感覺。如此一來，
胸部會抬高，骨盆和大腿仍停留在墊子上。接著，啟動股四頭肌，以打直膝
關節。然後，收縮屈髖及屈腹肌群（腰肌和腹肌），將骨盆抬高，身體宛如
一座吊橋。腹肌要保持緊縮，以強化支撐的力量。最後，為了平衡屈髖肌收
縮力道，我們也要啟動臀肌，以穩定骨盆，令骨盆保持中立的姿勢。

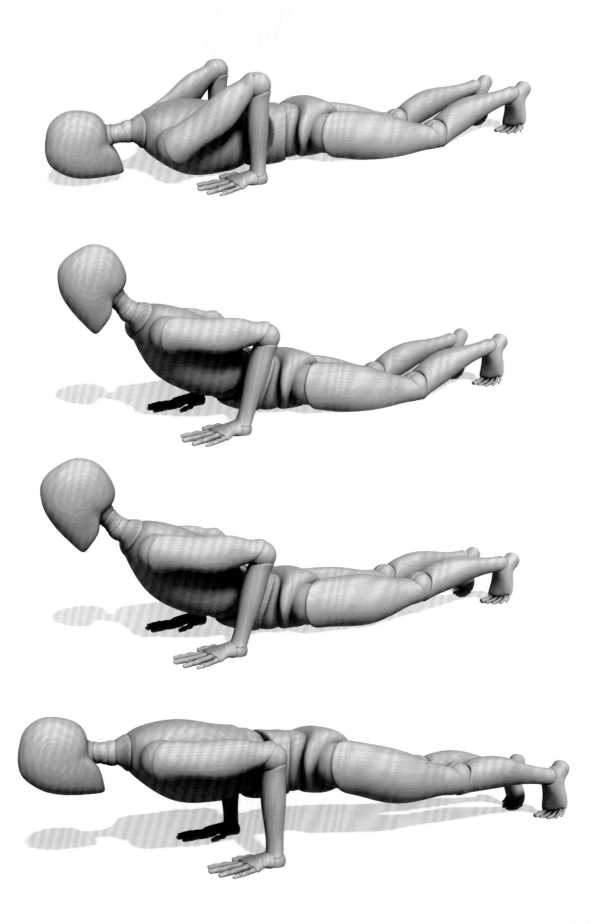

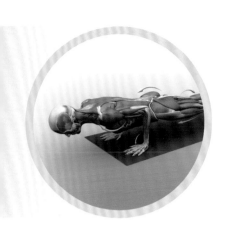

步驟一　將食指根部的掌丘壓向瑜伽墊，藉此啟動旋前圓肌和旋前方肌，令前臂旋前，這樣可啟動掌弓。接著，肱三頭肌收縮，肘關節好像要打直的樣子（實際上並沒有打直），將胸部抬離地板。最後，先啟動菱形肌，將肩胛骨往脊椎中線靠攏，再用下斜方肌將肩胛骨往下拉、遠離脖子。

步驟二　啟動股四頭肌，以打直膝關節。想像闊筋膜張肌協同此一動作，所以可用觀想的方式來啟動。接著，足部先固定在墊子上，再嘗試併攏雙腿（實際上並未併攏），藉此啟動大腿內側的內收大肌。雙腿併攏的嘗試可伸展股骨，有助膝關節抬離地板。最後用觀想的方式啟動臀小肌，將股骨頭牢牢地固定在髖臼內，令骨盆保持中位。

步驟三　啟動胸大肌和前鋸肌，將胸部抬離地板。前鋸肌一收縮，肩胛骨會往胸部集中。啟動前三角肌，令上臂骨往前抬高，啟動前三角肌的訣竅是掌心貼地，接著嘗試向前拖。

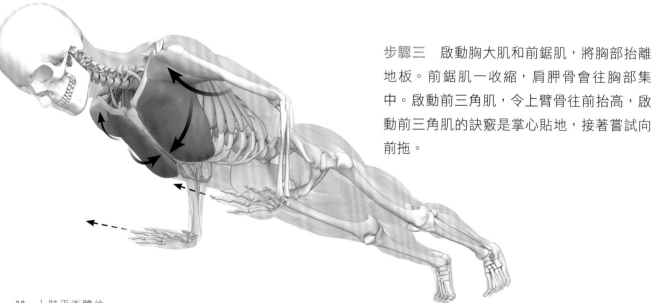

步驟四 膝蓋和胸部離開地板後，身體會呈一凹狀弧線，而骨盆剛好就落在最低點。為了將弧線拉直，我們必須啟動腰肌及其協同肌，以屈曲髖關節，將骨盆抬離地板。同時腹直肌要收緊，將骨盆固定在半空中。腹肌收縮時，會造成腹腔內壓提高，橫膈膜不容易下降，難以將空氣送進肺部。所以呼吸要深，以化解這種情形。

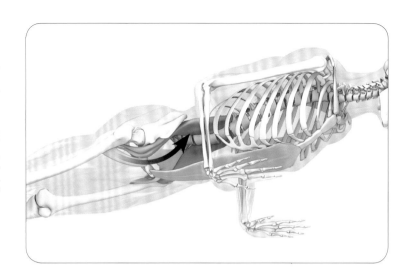

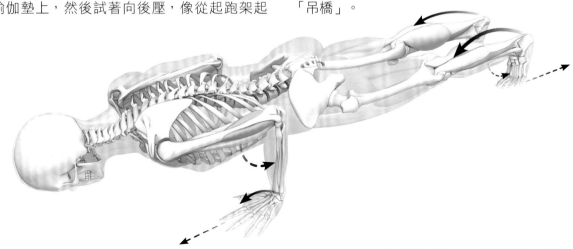

步驟五 為了避免髖關節過度屈曲，我們必須收縮豎脊肌，讓背部保持平板狀。共同啟動臀肌和腰肌，穩定骨盆。啟動臀大肌和膕旁肌肉，令骨盆向後、向下傾斜。這兩塊肌肉收縮，也可幫忙腹直肌拉抬骨盆。

步驟六 雙手先固定在瑜伽墊上，然後往前推。這會啟動肱二頭肌和肱肌，並穩定肘關節。如同步驟三所描述，前三角肌肉是協同肌，可幫忙完成這個動作。接著，腳趾固定在瑜伽墊上，然後試著向後壓，像從起跑架起跑的樣子。這動作會把重量轉移到兩隻手臂上，但手臂又將重量往腳的方向推送。如此一來，共同啟動肘屈肌和踝屈肌，加上前述其他肌肉的動作，便可支撐起那橫跨身體前側的「吊橋」。

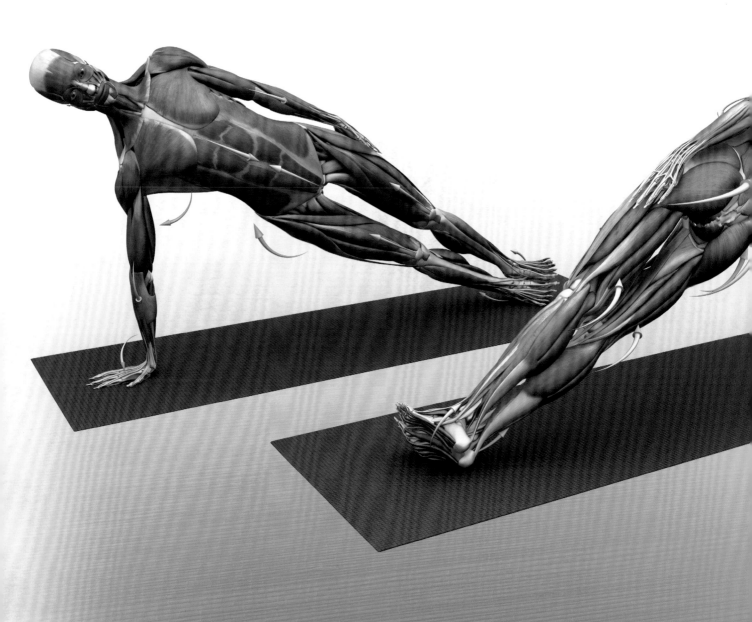

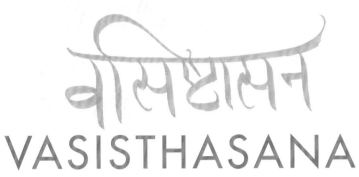

VASISTHASANA
側棒式（聖哲婆吒式）

側棒式有三個重點動作，分別位於支撐身體的手臂、下方腿、骨盆。三個局部動作之間必須密切配合，身體才能保持平衡。從手掌開始，經過腕關節、肘關節、上臂骨，一直連到肩膀。然後又經由前鋸肌收縮，一直連到胸部。前鋸肌從肩胛骨開始包覆整個胸部，幫忙把肩胛骨固定在胸壁上。除了固定肩胛骨之外，前鋸肌也是呼吸輔助肌，能擴大胸廓。建議你用側棒式喚醒前鋸肌，體會前鋸肌收縮的感覺，再把這樣一份覺察帶到其他體位練習，吸氣時，記得用這塊肌肉擴胸，這就是用體位法喚醒肌肉最好的例子。

接著講解下方腿。先看踝關節的動作，啟動腓骨長、短肌，以外翻足部。當踝關節稍微傾斜、做出外翻的姿勢時，腳掌外緣就會牢牢固定在地板上，穩定整條腿。雖然我們用下方手跟下方腳抬高身體，可是若沒有同時啟動骨盆外側肌肉（同樣是下側），身體仍會往下掉，所以必須啟動下方腿外展肌群。不過由於腳掌固定在墊子上，下方腿實際上無法外展，結果，外展肌收縮的力量往上轉移，抬高了骨盆，這又是一個閉鎖式運動鏈收縮的例子，固定止端，移動起端（在本動作是抬高骨盆）。

最後談談次要動作。上方手臂緊貼側身，再嘗試向後出力，藉由閉鎖式運動鏈收縮來啟動闊背肌，以擴展前胸。接著，啟動股四頭肌，將膝蓋骨往上提，打直雙腿。大腿內側的內收肌群收縮，雙膝夾緊。腹部收縮，維持姿勢穩定。

重要關節擺位

- 下側肩關節外展、外旋
- 上側肩關節內收、外旋
- 肘關節伸展
- 前臂旋前
- 膝關節伸展

- 下側髖關節外展
- 上側髖關節內收
- 踝關節背屈
- 足外翻
- 脊椎保持中立

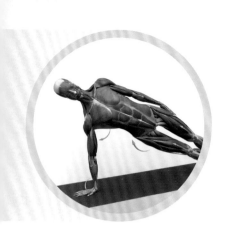

側棒式（聖哲婆吒式）的準備動作

身體先採撐舉（伏地挺身）的姿勢（下圖）。這裡所啟動的肌肉，有些與做側棒式用到的肌肉相同。手肘打直，將兩塊肩胛骨拉開、使之遠離身體正中線。腹部收縮，等到肌肉夠強壯，能維持這姿勢一段時間，我們再進入更進階的單手支撐：一手離開地板，身體側轉，將上方腳移到身體前面的地板上（右頁上圖）。

剛開始練習，骨盆容易往下掉，因此要啟動側髖的外展肌和下側腹肌，體會骨盆抬高的感覺。但要如何啟動這兩塊肌肉？腳掌外緣壓向地板，藉此抬高骨盆，接著放鬆，骨盆下降，如此上下幾次，體會髖外展肌和腹肌收放的感覺。

等你感覺身體能保持平衡，就把上側腿從地板上收回，置於下側腿之上，然後雙腿夾緊。臀部收縮，背部伸展，開展你的胸部。上面那隻手臂可以舉高，指向天空，或放在大腿外側。不妨體會一下兩個動作的差別，好比說，手放在大腿上，身體比較容易保持平衡，因為重心低。別忘了呼吸。最後，倒序解開動作。

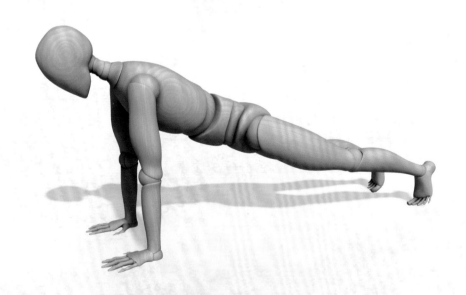

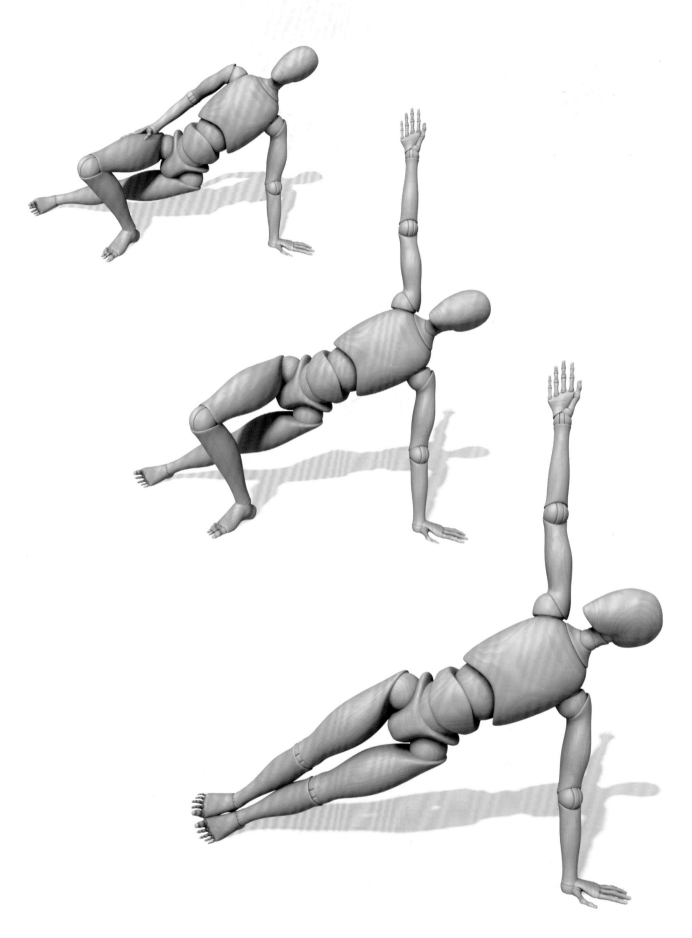

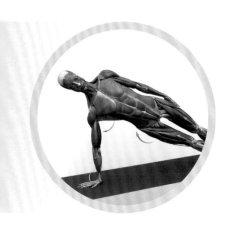

步驟一　手放在地板上，前臂旋前，將重量均勻分布於手掌。指頭抓地，藉由這動作啟動掌弓。啟動旋前圓肌和旋前方肌，將手掌往下轉，掌心壓向地板。將指頭根部的掌丘壓向瑜伽墊，藉此來啟動橈側屈腕肌和尺側屈腕肌，以屈曲並穩定腕關節。收縮肱三頭肌，以伸直肘關節。肱三頭肌有三個頭（長頭、外側頭、內側頭），長頭的起端位在肩胛骨，所以啟動肱三頭肌，也會有助於提高肩膀的穩定度。手肘過度伸展時，記得同時啟動肱二頭肌，嘗試微彎肘關節，這樣上臂骨和下臂骨才會對齊，成一直線。從肩膀將手往下壓，藉由這動作啟動前鋸肌，將下側肩胛骨拉開身體正中線。手臂跟地板要保持垂直，這樣重力方向（機械軸）才會平行骨頭的解剖長軸（long anatomical axes）。

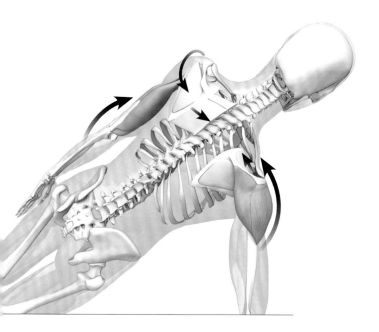

◀ 步驟二　啟動側三角肌，將軀幹抬高，令肩關節外展。肩旋轉袖包含四塊肌肉（肩胛下肌、棘上肌、棘下肌、小圓肌），這裡要啟動棘上肌，帶動肩關節外展，也幫忙將肱骨頭穩定地卡在肩盂窩內。啟動棘下肌、小圓肌和後三角肌，稍微外旋肩關節和肘關節。啟動上側的菱形肌，將肩胛骨拉向身體正中線，這動作可擴展前胸。啟動上側手臂的肱三頭肌，以打直肘關節。

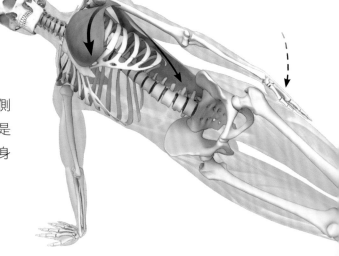

▶ 步驟三　啟動胸大肌和大圓肌，令手掌壓向大腿外側（內收）。這動作會挺起前胸。想要知道胸大肌收縮是什麼感覺，開始練習前，先一手平貼大腿，手臂跟側身夾緊，一手放在前胸，體會胸大肌收縮的感覺。

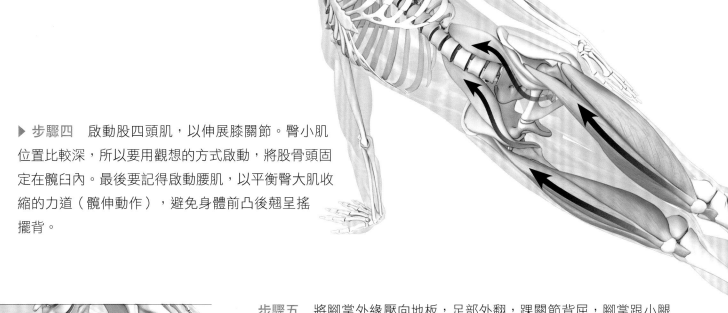

▶ 步驟四　啟動股四頭肌，以伸展膝關節。臀小肌位置比較深，所以要用觀想的方式啟動，將股骨頭固定在髖臼內。最後要記得啟動腰肌，以平衡臀大肌收縮的力道（髖伸動作），避免身體前凸後翹呈搖擺背。

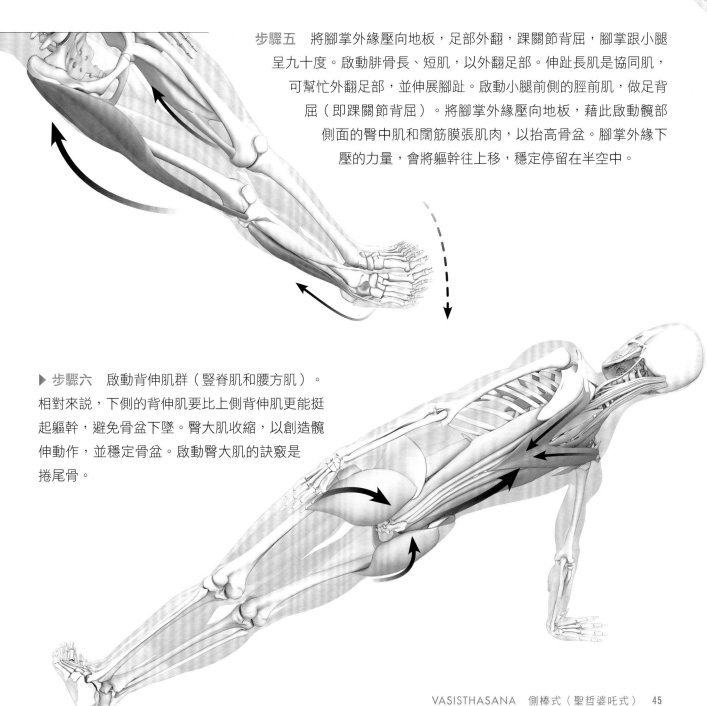

步驟五　將腳掌外緣壓向地板，足部外翻，踝關節背屈，腳掌跟小腿呈九十度。啟動腓骨長、短肌，以外翻足部。伸趾長肌是協同肌，可幫忙外翻足部，並伸展腳趾。啟動小腿前側的脛前肌，做足背屈（即踝關節背屈）。將腳掌外緣壓向地板，藉此啟動髖部側面的臀中肌和闊筋膜張肌肉，以抬高骨盆。腳掌外緣下壓的力量，會將軀幹往上移，穩定停留在半空中。

▶ 步驟六　啟動背伸肌群（豎脊肌和腰方肌）。相對來說，下側的背伸肌要比上側背伸肌更能挺起軀幹，避免骨盆下墜。臀大肌收縮，以創造髖伸動作，並穩定骨盆。啟動臀大肌的訣竅是捲尾骨。

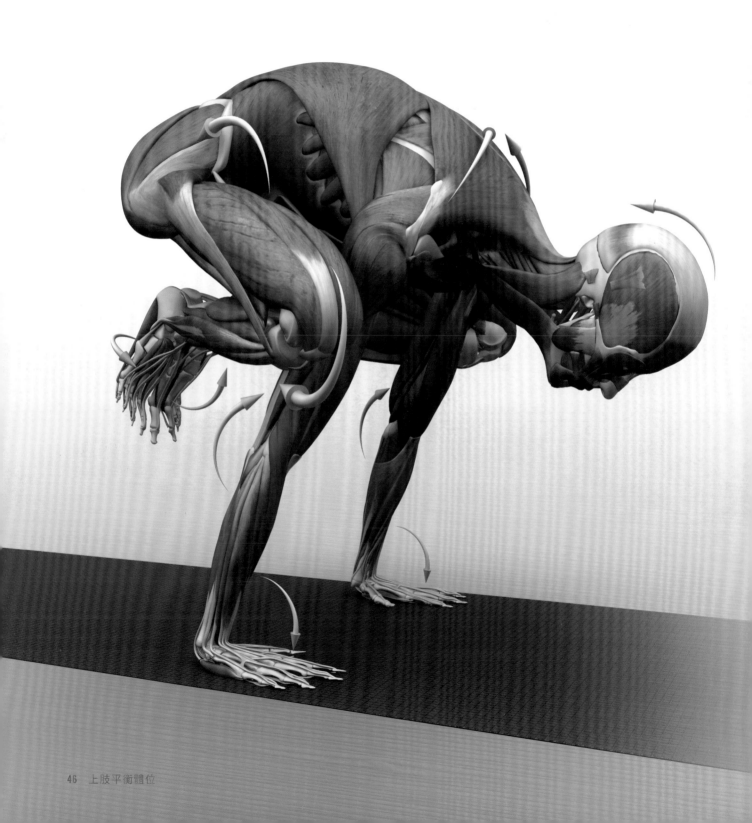

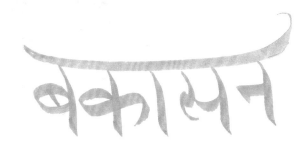

BAKASANA
鶴式

無論練習烏鴉式或其他手平衡動作，正位與肌力同等重要。要能啟動正確的肌肉，才會提供穩定身體所需的力量。練習烏鴉式，上下肢連結主要靠大腿內側和上臂骨這個接觸點。大腿內側有塊強壯的肌肉叫內收肌群，一旦收縮到最適長度（optimal length），便能以最少的力氣，產生最大的張力。練習鶴式正是利用這塊肌肉把兩隻腳卡在手臂上，以創造平衡的基點。肘關節打直，將身體舉高，重心通過手掌直接向下貫穿。啟動腹肌，以屈曲軀幹，將軀幹往上舉。接著，屈髖，屈膝，將雙腳抬離地板，最後再做踝關節外翻（即足外翻），將腳掌打開。

重要關節擺位

- 髖關節屈曲、內收
- 膝關節屈曲
- 踝關節背屈
- 足外翻
- 腳趾伸展
- 軀幹屈曲

- 肩關節屈曲、內收、外旋
- 肘關節伸展
- 前臂旋前
- 腕關節伸展
- 頸椎伸展

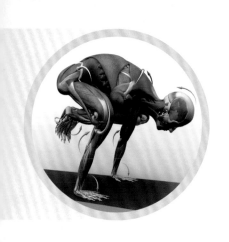

鶴式的準備動作

站在瑜伽磚上。身體彎下來，兩膝蓋打開，將膝關節內側抵住上臂外側，然後往內夾，體會大腿內收肌群收縮的感覺（右頁上圖）。啟動腹肌和髖屈肌，將身體舉高，雙腳離開瑜伽磚（右頁中圖）。當你用大腿夾住手臂，記得要同時啟動前胸和腹部肌肉，幫忙維持姿勢（右頁下圖）。最後，身體小心翼翼地向後倒，重量回到腳趾上，解開動作。建議在身體正前方放塊墊子或鋪塊厚毯，萬一發生「倒栽蔥」，可充當防護道具。

進入鶴式前，建議多練習前彎（如站立前彎式），以拉長下背及臀部肌肉。

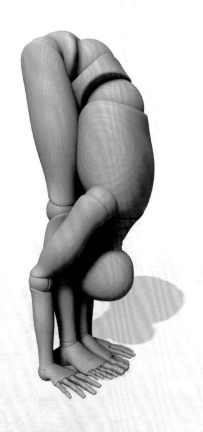

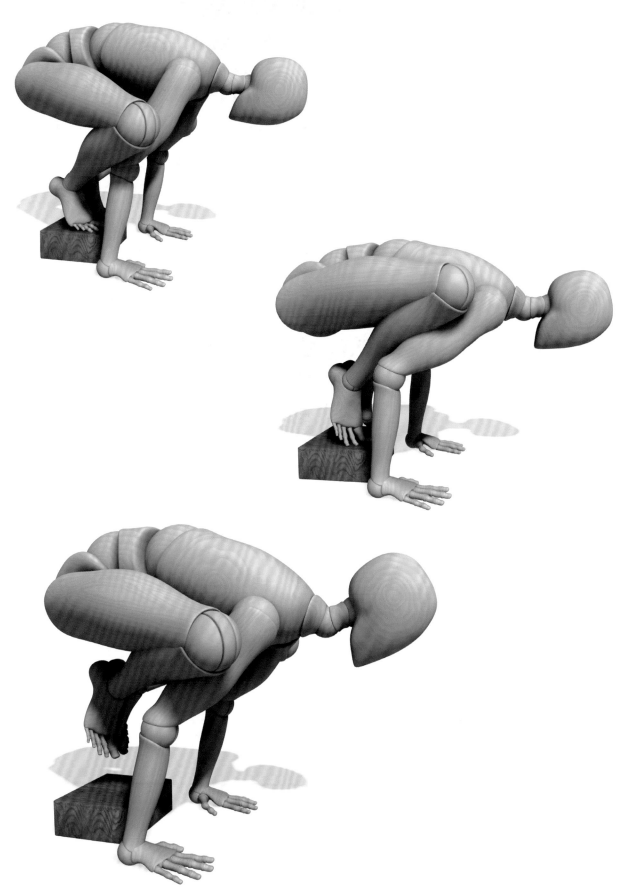

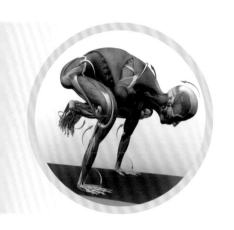

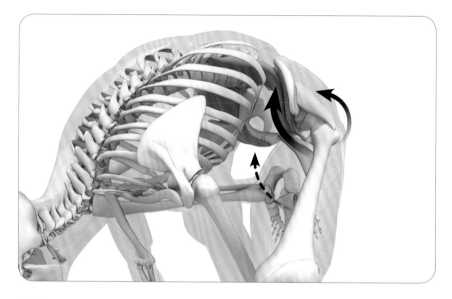

步驟一　收縮骨盆前側的腰肌、恥骨肌和內收長、短肌，完成髖屈動作。骨盆外側的臀小肌在本動作也是髖屈肌，幫忙把大腿拉到手臂外側。啟動腹直肌，以屈曲下軀幹，且將骨盆正面的恥骨聯合往前拉。

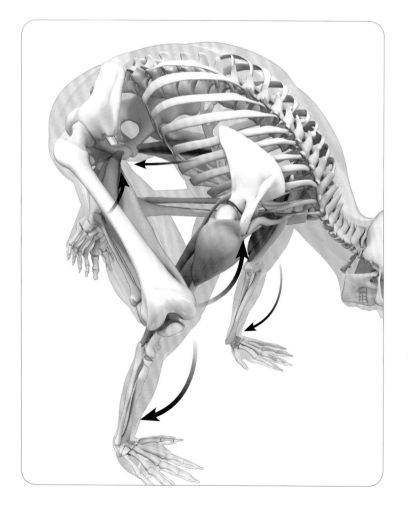

步驟二　啟動大腿內側的內收肌群，令大腿夾住手臂外側。位於內收肌群前方的內收長、短肌也是髖屈動作的協同肌，而位在後方且面積最大的內收大肌，除了做大腿內收，次要動作便是髖關節伸展。所以每當我們做髖屈動作時，內收肌群有部分纖維（內收大肌）是被拉長的，從生物力學的觀點來看，內收大肌其實不利於做股骨內收的動作。

啟動肱三頭肌，以打直肘關節，啟動前三角肌和側三角肌，以屈曲並外展肩關節。必須做這三個動作，才有辦法舉起身體，並抵抗大腿向內擠的力道。共同啟動肱三頭肌、前三角肌、側三角肌，將上下附肢骨骼連結起來，以形成一個穩定姿勢的結構鎖印。

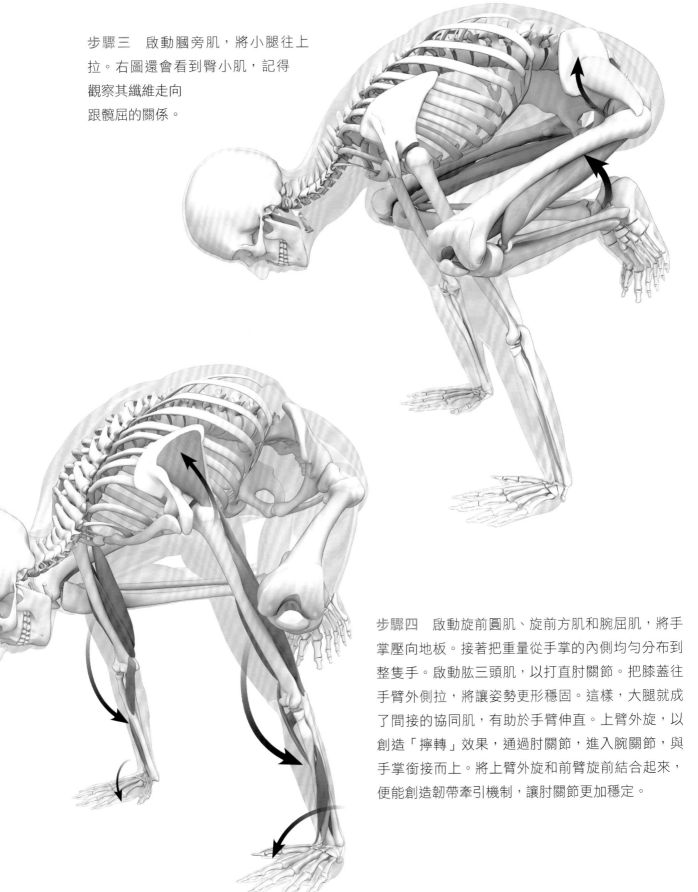

步驟三　啟動膕旁肌，將小腿往上
拉。右圖還會看到臀小肌，記得
觀察其纖維走向
跟髖屈的關係。

步驟四　啟動旋前圓肌、旋前方肌和腕屈肌，將手
掌壓向地板。接著把重量從手掌的內側均勻分布到
整隻手。啟動肱三頭肌，以打直肘關節。把膝蓋往
手臂外側拉，將讓姿勢更形穩固。這樣，大腿就成
了間接的協同肌，有助於手臂伸直。上臂外旋，以
創造「擰轉」效果，通過肘關節，進入腕關節，與
手掌銜接而上。將上臂外旋和前臂旋前結合起來，
便能創造韌帶牽引機制，讓肘關節更加穩定。

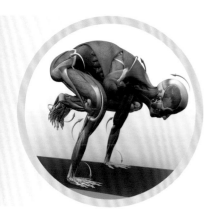

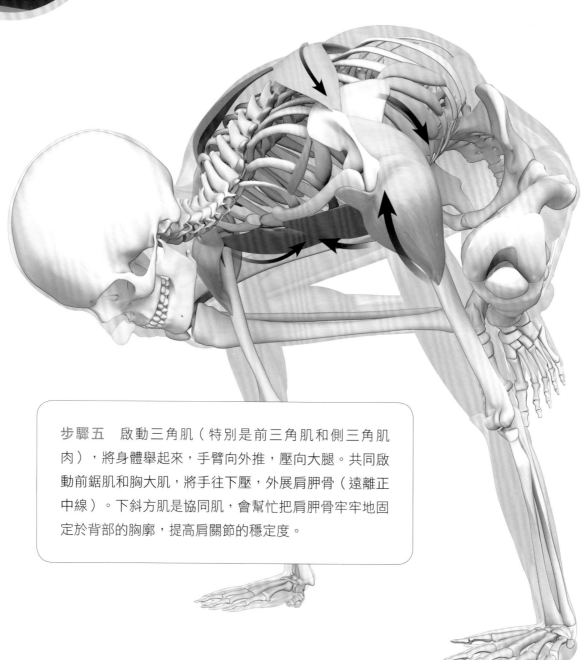

步驟五　啟動三角肌（特別是前三角肌和側三角肌肉），將身體舉起來，手臂向外推，壓向大腿。共同啟動前鋸肌和胸大肌，將手往下壓，外展肩胛骨（遠離正中線）。下斜方肌是協同肌，會幫忙把肩胛骨牢牢地固定於背部的胸廓，提高肩關節的穩定度。

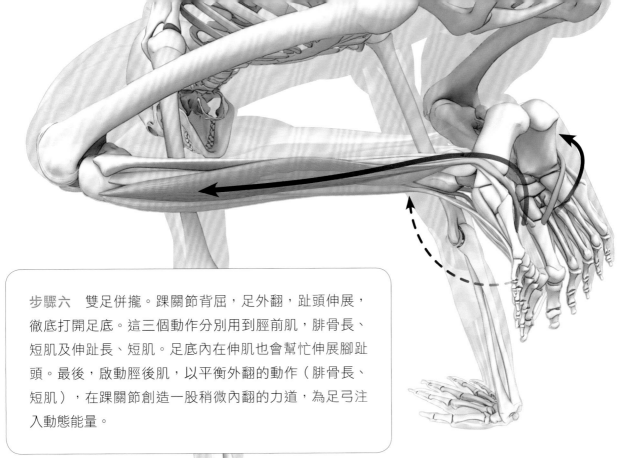

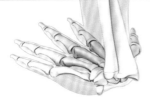

步驟六　雙足併攏。踝關節背屈，足外翻，趾頭伸展，
徹底打開足底。這三個動作分別用到脛前肌，腓骨長、
短肌及伸趾長、短肌。足底內在伸肌也會幫忙伸展腳趾
頭。最後，啟動脛後肌，以平衡外翻的動作（腓骨長、
短肌），在踝關節創造一股稍微內翻的力道，為足弓注
入動態能量。

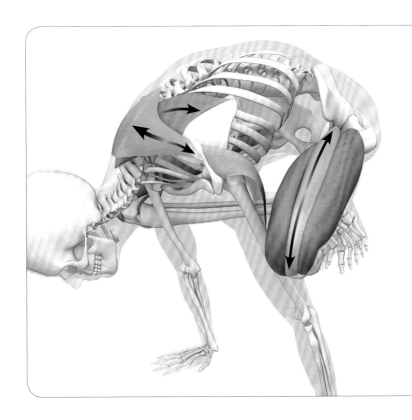

總結　本式由於外展肩胛骨，所以拉
長了菱形肌和中斜方肌。加上前鋸肌
和胸大肌收縮，引發另一波交互抑制
作用，致使原本已經伸展的菱形肌和
斜方肌又產生些微的放鬆反應。屈肩
動作可拉長後三角肌，屈膝動作則拉
長股四頭肌，還強化了本式所有協同
肌，並穩定肩關節。練習鶴式及近似
於此的平衡動作，可提升你的本體感
覺（Proprioception）和平衡感。

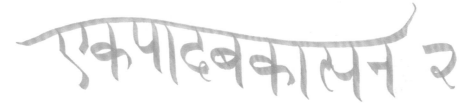

EKA PADA BAKASANA II
單腿鶴式二

單腿鶴式二是鶴式的進階變化動作。練習時，要注意局部動作之間的互動。好比說，屈髖，一腳直，一腳屈，觀察三者如何相互影響。伸直腿的動作很像龜式的腿部動作，而一腳伸一腳屈的結合則像單腳跪伸展式。伸直腿被拉到上臂（甚至肩膀），以創造整體的平衡和穩定。伸直腿緊靠在肩膀的同時，也要伸展整隻腳及臀部後側的肌肉。這動作會強化股四頭肌收縮的力量，於是又引發另一波的交互抑制作用，令膕旁肌更加放鬆。同時，重心稍微往前、往伸直腿那一側偏移，彷彿要射出身體範圍。

想像胸口正中央有根旋轉軸，我們便是繞著這根旋轉軸保持身體平衡。大腿先夾住手臂，接著再共同啟動伸直腿的股四頭肌和彎曲腿的膕旁肌。啟動根鎖，以收縮恥尾肌，令薦骨前屈。這動作必須再結合捲尾骨的動作，啟動腹肌，將尾骨向內捲，以抗衡身體前衝的力道。動作穩定以後，馬上啟動肱三頭肌和胸肌，將軀幹往上舉。

重要關節擺位

- 髖關節屈曲、內收
- 一腳膝關節屈曲，一腳膝關節伸展
- 伸直腿踝關節蹠屈，足外翻，趾關節伸展
- 彎曲腿踝關節背屈，足外翻，趾關節伸展

- 軀幹屈曲
- 肩關節屈曲、內收、外旋
- 肘關節伸展
- 前臂旋前
- 腕關節伸展
- 頸椎伸展

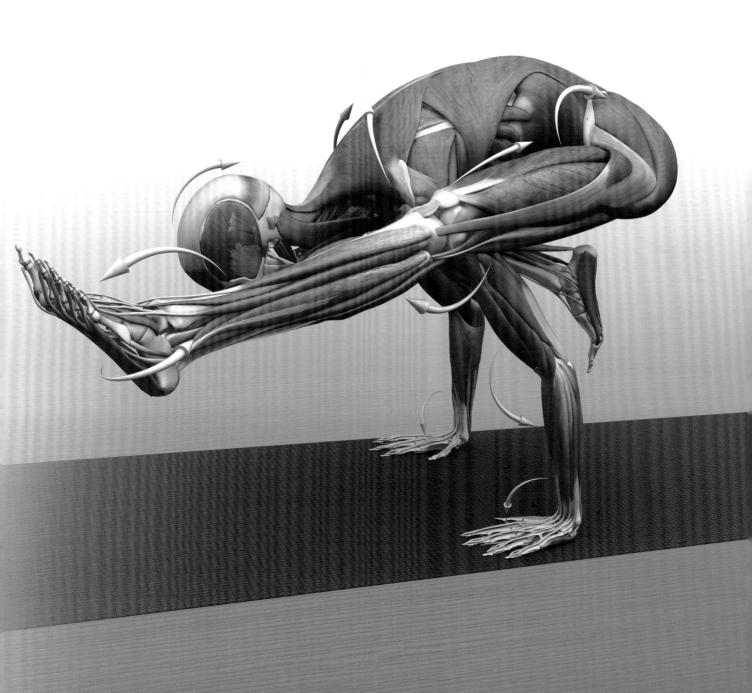

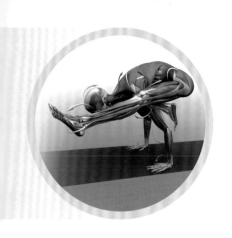

單腿鶴式二的準備動作

本式的準備動作跟烏鴉式頗為相像，不過在你將身體舉高並保持平衡前，建議先熟悉烏龜式及單腿跪伸展式的動作。我們做單腿烏鴉式，一定要屈髖並拉長膕旁肌，所以建議將前彎也納入準備清單，進行膕旁肌和臀肌的誘發式伸展。

雙手壓向地板，膝蓋靠在手臂上（外內側皆可）。接著，將大腿內側靠在手臂外側，雙腿往內夾，雙臂向外擠，先觀察我們做單腿鶴式應該啟動哪些肌肉（右頁左上圖）。身體前傾，指尖點地，腹肌收縮，尾骨內捲（右頁右上圖）。這時，你感覺重量朝哪個方向移動？前移還是後移？趁著身體還沒上來、取得平衡前，你不妨試著打直一條腿。然後，解開動作，先在站立前彎式休息片刻再繼續。這樣，潛意識大腦才有機會發展神經迴路，以更有效率的方式演練本動作。再度踮起腳尖，趾頭點地，身體前傾，進入鶴式。屈髖，啟動股四頭肌，一隻腳鬆開，慢慢往完全伸直的方向邁進。雙腿夾緊上臂。最後，屈膝回到鶴式，身體後傾，體重回在趾尖上，倒序解開動作。身體站起來，以站立前彎式放鬆。

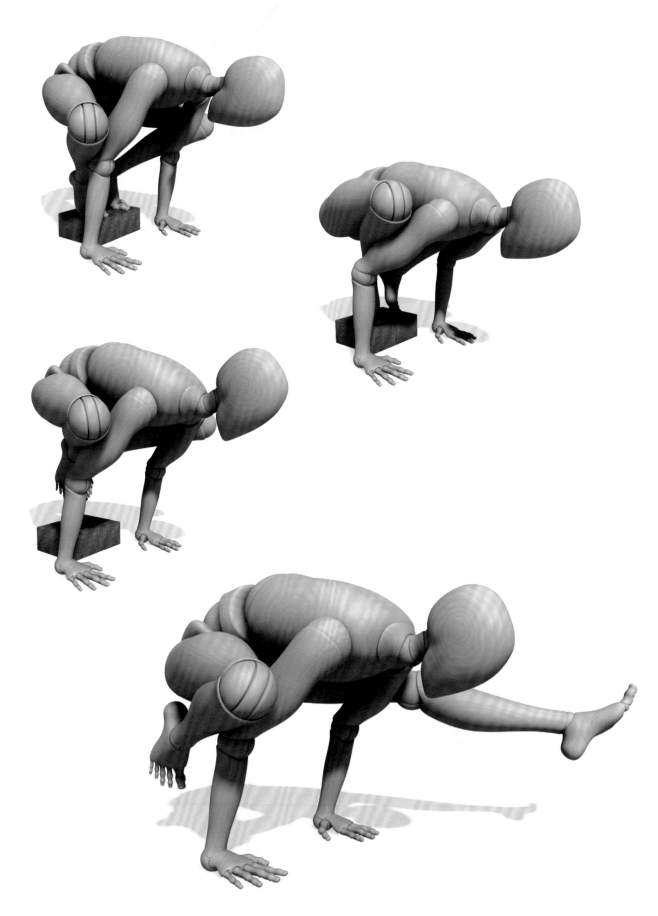

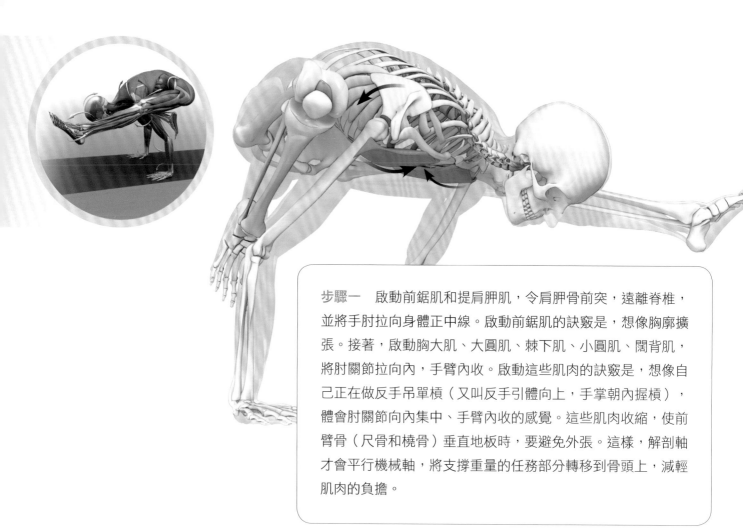

步驟一　啟動前鋸肌和提肩胛肌，令肩胛骨前突，遠離脊椎，並將手肘拉向身體正中線。啟動前鋸肌的訣竅是，想像胸廓擴張。接著，啟動胸大肌、大圓肌、棘下肌、小圓肌、闊背肌，將肘關節拉向內，手臂內收。啟動這些肌肉的訣竅是，想像自己正在做反手吊單槓（又叫反手引體向上，手掌朝內握槓），體會肘關節向內集中、手臂內收的感覺。這些肌肉收縮，使前臂骨（尺骨和橈骨）垂直地板時，要避免外張。這樣，解剖軸才會平行機械軸，將支撐重量的任務部分轉移到骨頭上，減輕肌肉的負擔。

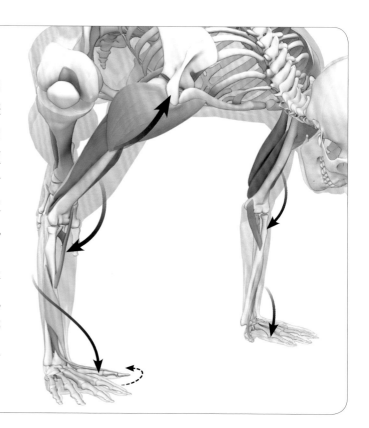

步驟二　啟動旋前圓肌、旋前方肌和腕屈肌，將手掌壓向地板，這動作可抗衡步驟一中棘下肌和小圓肌為了讓兩邊手肘向內收而創造的外旋力道。接著啟動肱三頭肌，試著打直肘關節。肱三頭肌除了伸肘外，其長頭（起端位在肩胛骨）還會穩定肩胛骨，協助步驟一的前鋸肌和提肩胛肌固定肩膀。最後還要啟動肩膀前側的三角肌，將軀幹舉高，啟動的訣竅是想像要將手臂從前面高舉過頭。練習時，要注意肌肉和骨頭彼此的關連，並感覺有一股「擰轉」的力量，從手掌，通過肘關節，直入肩膀。

步驟三　收縮腰肌，以屈曲髖關節。臀小肌
埋得比較深，所以請用觀想的方式，啟動臀
小肌，協助腰肌屈髖。接著，啟動膕旁肌屈
膝，不過膕旁肌一緊縮，便會拉動坐骨粗隆
上的起附點，致使骨盆向後、向下傾斜，這
動作剛好化解掉剛才腰肌收縮致使骨盆前
傾的力量。同一時間啟動拮抗肌可穩定該部
位，所以現在共同啟動腰肌和膕旁肌可強化
骨盆的穩定性。接著看足部的動作，啟動腓
骨肌群，形成足外翻，再啟動伸趾肌群，令
踝關節背屈。進入體位前，不妨在地板上先
做做看，感覺效果如何。這些動作可啟動韌
帶牽引機制（韌帶穩定骨頭的拉力），活化
足弓。啟動伸趾長、短肌，以伸展腳趾。起
動脛後肌，以抗衡足外翻的力量，這將替足
弓注入動態活力，穩定小腿骨頭。

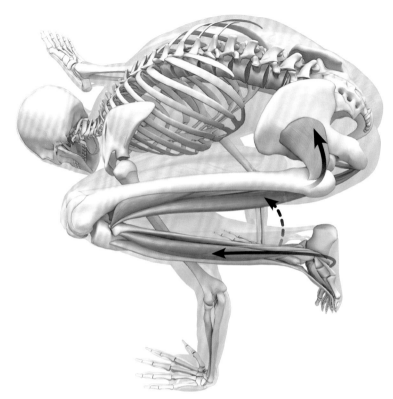

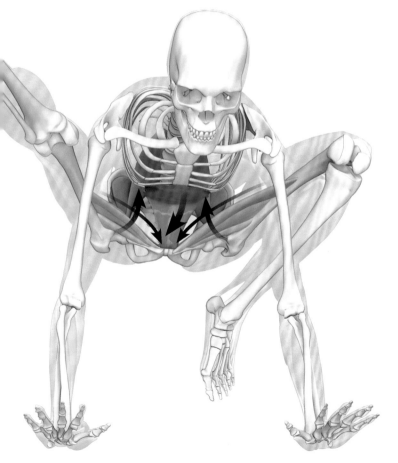

步驟四　啟動腹肌，特別是腹直肌，將骨盆
向上拉。然後再結合髖屈動作：強力啟動大
腿上緣的肌肉，即腰肌及其協同肌（恥骨肌
和內收長、短肌），以屈曲髖關節。腰肌
的協同肌同時也會產生內收的力量，使大
腿夾住上臂。要注意肌群之間的互動與影
響，並觀察髖、骨盆、脊椎的連動關係。

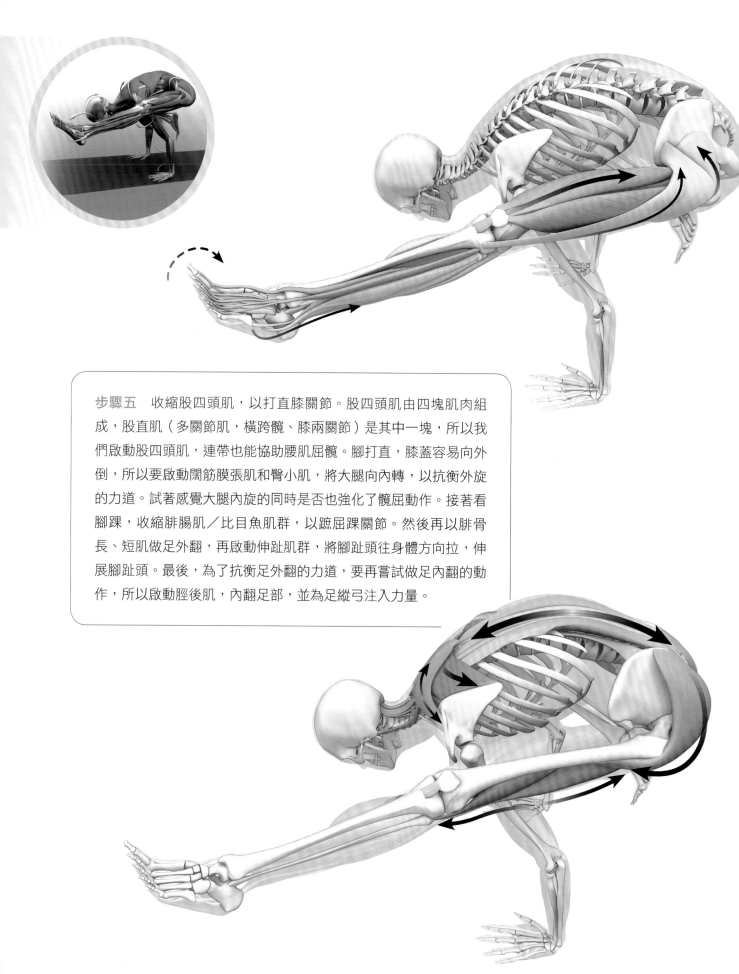

步驟五　收縮股四頭肌，以打直膝關節。股四頭肌由四塊肌肉組成，股直肌（多關節肌，橫跨髖、膝兩關節）是其中一塊，所以我們啟動股四頭肌，連帶也能協助腰肌屈髖。腳打直，膝蓋容易向外倒，所以要啟動闊筋膜張肌和臀小肌，將大腿向內轉，以抗衡外旋的力道。試著感覺大腿內旋的同時是否也強化了髖屈動作。接著看腳踝，收縮腓腸肌／比目魚肌群，以蹠屈踝關節。然後再以腓骨長、短肌做足外翻，再啟動伸趾肌群，將腳趾頭往身體方向拉，伸展腳趾頭。最後，為了抗衡足外翻的力道，要再嘗試做足內翻的動作，所以啟動脛後肌，內翻足部，並為足縱弓注入力量。

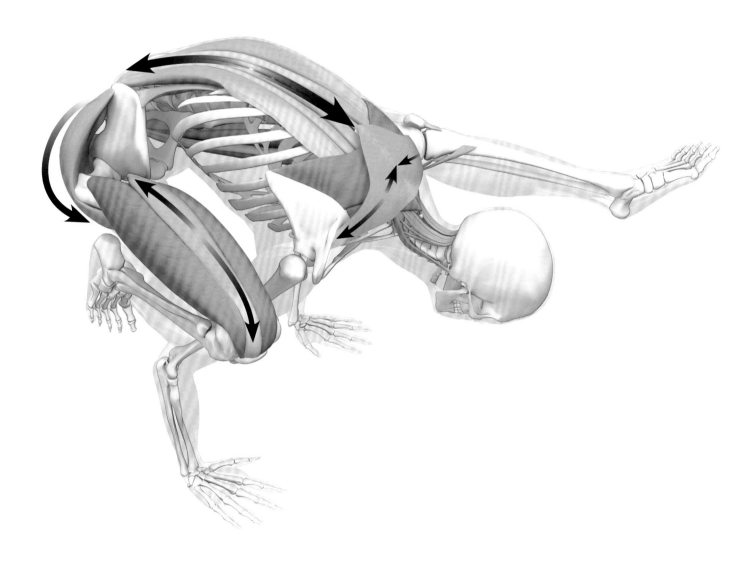

總結　伸膝動作會拉長膕旁肌。若再用力收緊股四頭肌，會誘發膕旁肌的交互
抑制作用，使其更放鬆、進入伸展。髖屈動作可伸展臀大肌和內收大肌（位在
大腿內側最後面）。屈曲軀幹可拉長豎脊肌和腰方肌。肩胛骨外展遠離脊椎的
前彎動作可拉長菱形肌和中斜方肌。屈膝動作可伸展股四頭肌。諸如此類的前
彎動作都能平衡肩胛帶肌群強化訓練，拉長背部運動鏈。

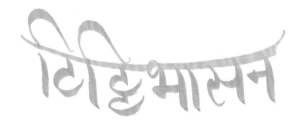

TITTIBHASANA
螢火蟲式

在螢火蟲式，髖關節屈曲，雙腿打直。用大腿內側去推擠手臂，以連結上、下附肢骨骼，鞏固肘關節。大腿內側與上臂接合起來，便能從骨盆核心和肩胛帶獲得力量，保持身體平衡。螢火蟲式是個對稱動作，你可以先做鶴式，再將重心慢慢往前移。足部前伸的力量，會被手臂抵住大腿向外推的力量收束住。而軀幹上舉的力量也要對抗地心引力下拉的力量。最後再屈曲跟伸展踝關節，做精確的微調。好比說壓腳背，身體重心向前射出，觀察這動作怎麼影響手掌上重量分布的情況。同時屈曲髖關節和軀幹，令雙腿向上傾斜。然後，再結合雙腿推擠手臂的動作。

螢火蟲式是個進階動作，你必須擁有柔韌易伸的背部和膕旁肌才有辦法做得到，所以最好先把龜式練透澈，再嘗試本動作。建議你回頭複習一下誘發式伸展，裡頭提供若干龜式的關鍵訣竅（第 15 頁）。除了龜式之外，最好也將鶴式和鱷魚式練到遊刃有餘的程度，確保自己有足夠的臂力支撐，保持身體平衡。

重要關節擺位

- 髖關節屈曲、內收
- 膝關節伸展
- 踝關節
- 足外翻
- 趾關節伸展

- 軀幹屈曲
- 肩關節屈曲、內收、外旋
- 前臂旋前
- 腕關節伸展
- 頸椎伸展

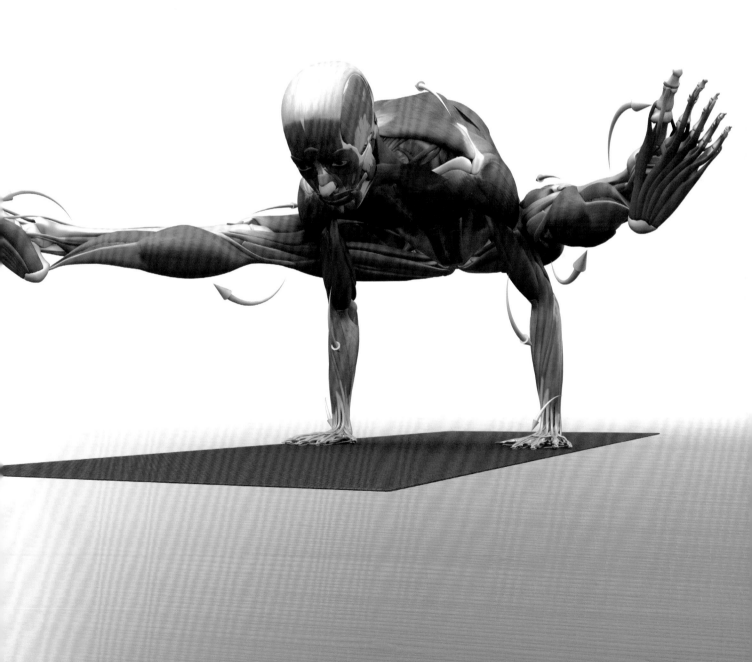

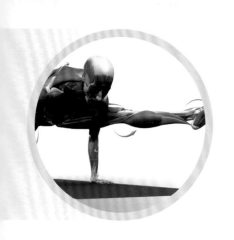

螢火蟲的準備動作

先做鶴式的準備動作，雙腿緊緊貼在手臂上。等到身體取得平衡，再啟動一腳的股四頭肌，做個伸膝動作，另一腳依然保持屈膝，大腿內側抵住手臂向內壓。最後才啟動另一腳的股四頭肌，慢慢伸展膝關節。當然你也可以直接從鶴式伸展雙腳膝關節。

鶴式還有另外一種準備方式，從龜式將身體抬離地板進入鶴式。不管哪一種方法，總之要記得屈髖、兩腿內收，用大腿夾住手臂。腳放在手臂上的位置越高越好。

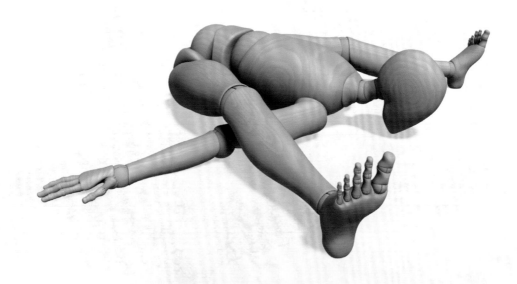

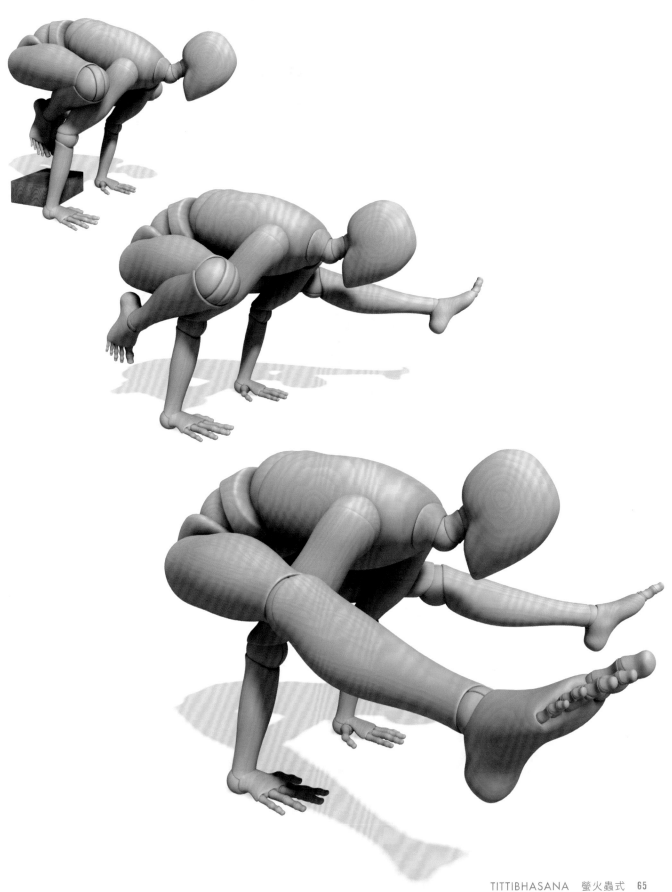

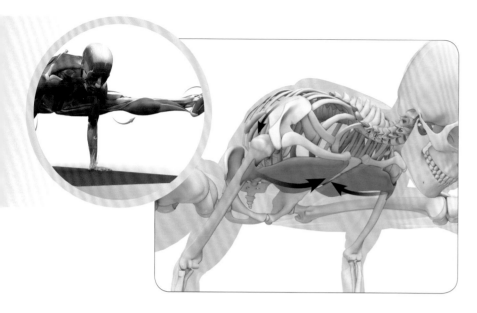

步驟一　肱骨內收，前臂垂直地板，肩胛骨前突（外展）。為了內收上臂、將前臂拉到與地板垂直，要啟動胸大肌、大圓肌、闊背肌、肱三頭肌的長頭（見步驟二）和喙肱肌。啟動這些肌肉的訣竅是面向牆壁，一手掌心壓在牆壁上，再嘗試從身體前面側拖過去，另一手則去感覺肌肉啟動運作的情形。最後，啟動胸大肌、胸小肌、前鋸肌，令肩胛骨前突（外展），將兩塊肩胛骨拉離身體正中線。

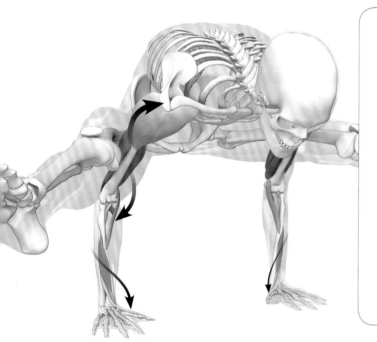

步驟二　啟動旋前圓肌和旋前方肌，使手掌按壓瑜伽墊。再以橈側屈腕肌和尺側屈腕肌，來屈曲腕關節。接著往上來到手臂的動作，啟動肱三頭肌，以伸展肘關節，強化肩關節的穩定度。啟動前三角肌和側三角肌，將身體向上推。最後是肩關節外旋的動作。請注意，三角肌總共分成三部分，前三角肌，可將軀幹舉高，啟動側三角肌則是為了形成手臂向外推擠膝蓋的動作。啟動棘下肌和小圓肌，以外旋上臂骨，這動作可穩定肘關節，避免手肘外張。這時，後三角肌肉要離心收縮，協助棘下肌和小圓肌外旋上臂骨。

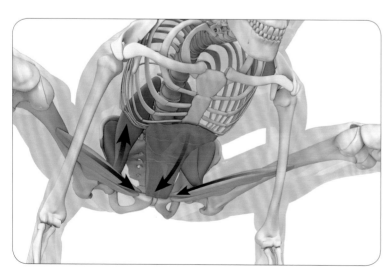

步驟三　啟動腰肌，在骨盆部位做髖屈動作，用骨盆核心的力量，將兩腳抬到半空中。恥骨肌和內收長、短肌肉是協同肌，所以要收縮這兩塊肌肉，協助腰肌屈髖，並用大腿推擠手臂。啟動腹肌，將恥骨聯合向上拉，這感覺像從下腹部（肚臍以下）向內捲。啟動腹肌，會產生交互抑制作用，使得豎脊肌和其他背部肌肉放鬆、進入伸展。

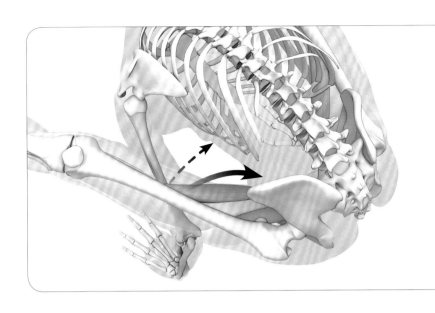

步驟四　收緊內收肌群，用大腿夾住上臂。請注意，內收大肌屬於髖伸肌，所以我們做螢火蟲式時，很多內收大肌纖維都是伸展的。

步驟五　啟動股四頭肌，以打直膝關節。這會產生交互抑制作用，令膕旁肌放鬆、進入伸展。股直肌屬於多關節肌，跨越髖關節，所以能協助腰肌屈髖。臀小肌和闊筋膜張肌在本動作也會幫忙屈曲跟內旋股骨，請注意，臀大肌伸展時，容易造成大腿外旋，因此臀小肌和闊筋膜張肌內旋的動作恰好抵銷掉大腿外旋的力道。

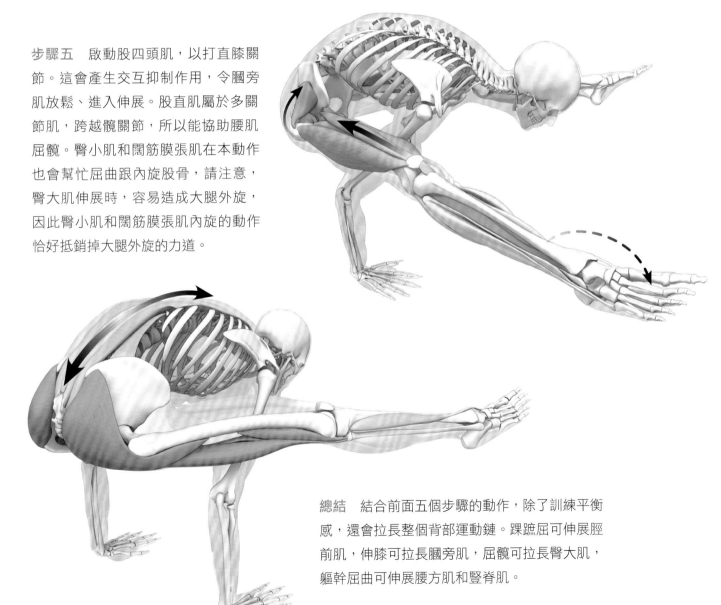

總結　結合前面五個步驟的動作，除了訓練平衡感，還會拉長整個背部運動鏈。踝蹠屈可伸展脛前肌，伸膝可拉長膕旁肌，屈髖可拉長臀大肌，軀幹屈曲可伸展腰方肌和豎脊肌。

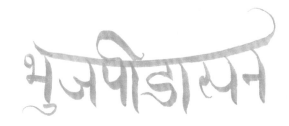

BHUJAPIDASANA
肩按式（雙腳交叉雙臂支撐式）

肩按式跟螢火蟲式很像，關節動作幾乎一模一樣，唯獨屈膝及雙踝交扣這兩個動作不同。比照螢火蟲式，我們先做龜式，為本式的髖部及背部動作預作準備。雙腿卡在手臂上的位置，理想上是越高越好，並在手掌上方平衡身體重量。做這個動作，很要求下背及臀部肌肉的柔軟度，而髖關節也要充分外旋（表示內旋肌群要柔韌有彈性，才有足夠的長度外旋）。

肘關節打直，將身體上推到肩按式，雙腿環抱手臂用力推擠。大腿跟手臂的連結點可形成一個鎖印，而踝關節交扣的接觸點則又形成了另一個鎖印，接著再嘗試將兩隻腳拉開，擴增鎖印收束的力量，強化髖外展肌群。肩按式還有一個變化動作：屈膝，用大腿和小腿肚夾住手臂（同時，肘關節也要嘗試打直）。

重要關節擺位

- 髖關節屈曲、內收
- 膝關節屈曲
- 踝關節背屈
- 足外翻
- 趾關節伸展
- 軀幹屈曲
- 肩關節屈曲、內收、外旋
- 腕關節伸展
- 頸椎伸展

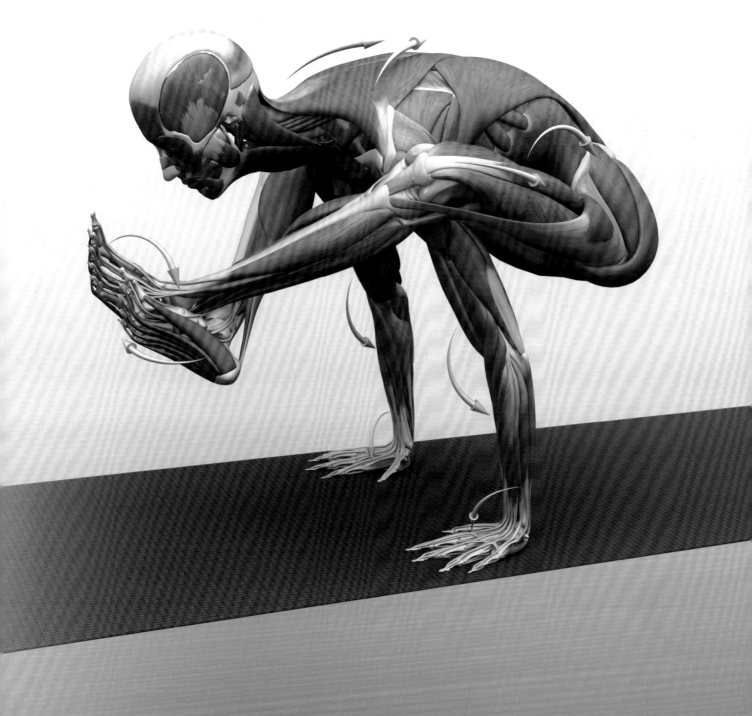

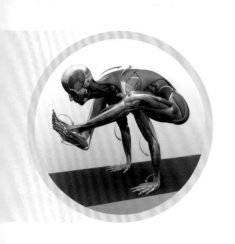

肩按式的準備動作

先做右頁左上圖的搖籃式，拉長股骨內旋肌，增加髖關節的柔韌度。這時不妨再加個誘發式伸展，使肌肉以更有效率的方式伸展（記得隨時保護膝關節）。接著用分腿前彎式（右頁右上圖）、龜式、站立前彎式，拉長下背肌群預作準備。再以鱷魚式和手倒立動作強化腕關節和手臂。

一開始先做山式。接著前彎，雙手放在兩腿中間稍微靠後（右頁左下圖）。雙腳慢慢走到手掌前面，交叉互勾（最好勾在踝關節處），再舉高。肩按式有兩個變化動作，一是用大腿推擠手臂，膝關節打直，拉緊踝關節交扣的鎖印。另一個變化動作是屈膝，將手臂夾在大腿和小腿之間。

兩個變化動作都要啟動肱三頭肌，手臂打直，向外推擠大腿。最後，鬆開互勾的腳掌，把腳放回地板上，慢慢解開動作，再做站立前彎式。練習期間，可在面前放塊墊枕或鋪塊厚毯，以防身體向前倒。

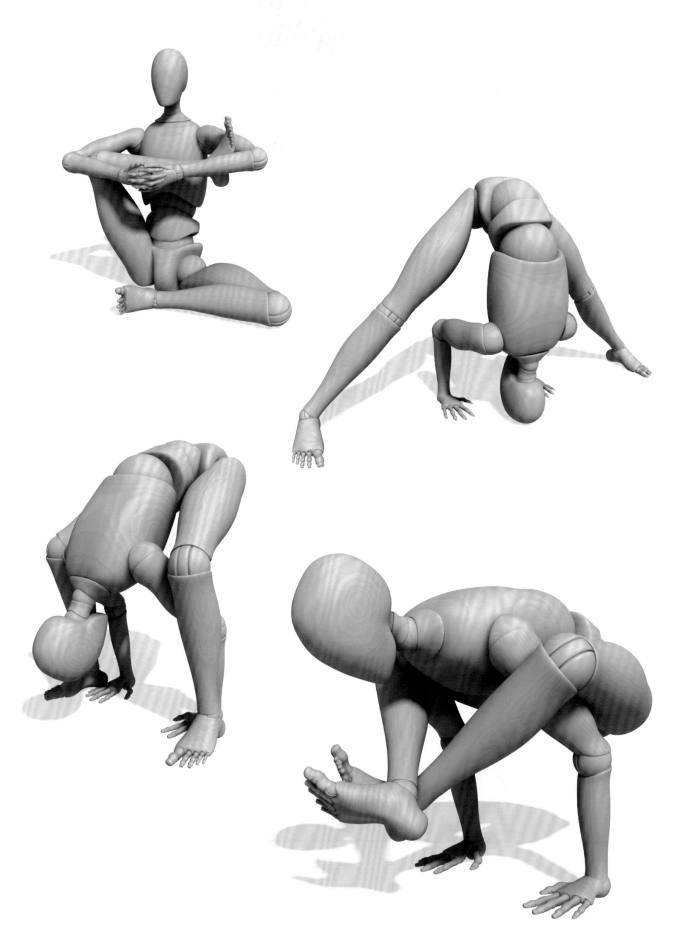

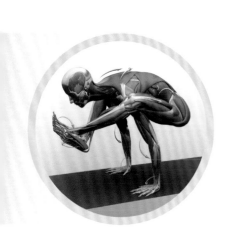

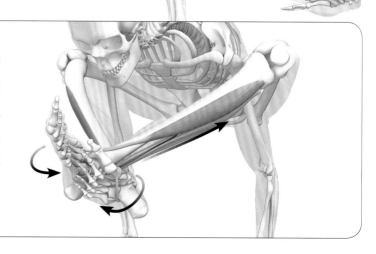

步驟一　收縮腰肌及其協同
肌（恥骨肌、縫匠肌與內收
長、短肌），以屈曲軀幹和髖關節。
輕輕擠壓腹部肌肉，藉此啟動腹直
肌，讓動作更穩定。

步驟二　用腳掌去勾住另一隻腳掌。接著
啟動脛前肌（將腳尖朝向小腿），將互勾
的兩隻腳鎖住。啟動腓骨長、短肌，令足
底外緣向外、向上傾斜，做足外翻。最後
再把踝關節鎖印跟步驟四、步驟五的變化
動作結合起來。

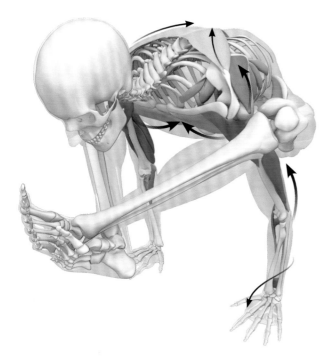

步驟三　啟動旋前圓肌和旋前方肌，令前臂旋前，用食指根
部的掌丘按壓住瑜伽墊。接著啟動肱三頭肌，以打直肘關
節，將身體舉高。肘關節打直，手臂會產生一股外抗的推
力，頂住大腿，這就形成了半個鎖印，另外半個鎖印則交由
大腿來創造（見步驟四、五）。最後，啟動前三角肌和側三
角肌，令肩關節前屈（雙手好像要高舉過頭的樣子）。

前胸的胸大肌是協同肌，啟動時可協助舉高身體，穩定動
作。這時，前鋸肌也會自動收縮，令肩胛骨外展、遠離身體
正中線，將肩胛骨拴在固定位置上。啟動前鋸肌的訣竅是，
想像用手推牆壁，觀想這塊肌肉如何運作。

最後，收縮棘下肌、小圓肌、後三角肌，以外旋肩關節。把
外旋的動作跟前臂旋前的動作結合起來，便能在整隻手臂創
造擰轉的效果，收緊肘關節韌帶（韌帶牽引機制），讓手臂
的動作更穩定。

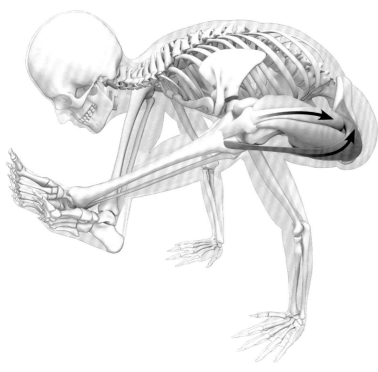

步驟四　收縮股四頭肌，嘗試打直膝關節，以便在手腳交會處創造鎖印，這是肩按式變化動作一。闊筋膜張肌是協同肌，除了協助股四頭肌打直膝關節，也會協助腰肌屈髖。此外，闊筋膜張肌還可內旋股骨（髖關節）。臀大肌伸展時，容易使股骨外旋，所以啟動闊筋膜張肌恰可抵銷股骨外旋的力道。臀小肌埋得很深，所以用觀想的方式收縮，協助闊筋膜張肌內旋、屈曲髖關節。

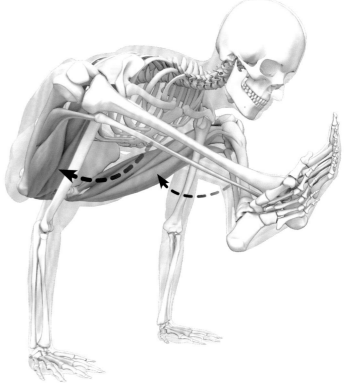

▶ 步驟五　接著做肩按式變化動作二。啟動膕旁肌，屈膝，將手臂夾在大腿和小腿中間。同時，要打直肘關節，並觀察手腳如何鎖住彼此（鎖印）。

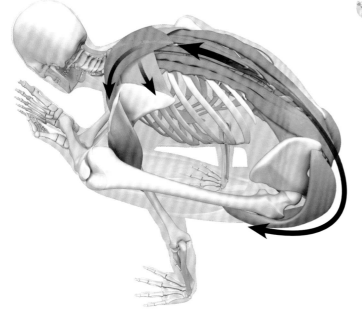

總結　肩按式以屈髖和屈曲軀幹的動作來伸展背部的豎脊肌和腰方肌，及臀部的臀大肌。肩胛骨外展可拉長菱形肌和中斜方肌。肩關節前屈可伸展後三角肌，不過後三角肌要離心收縮以外旋肩關節。

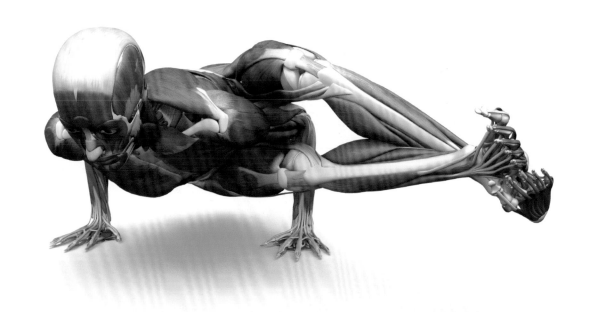
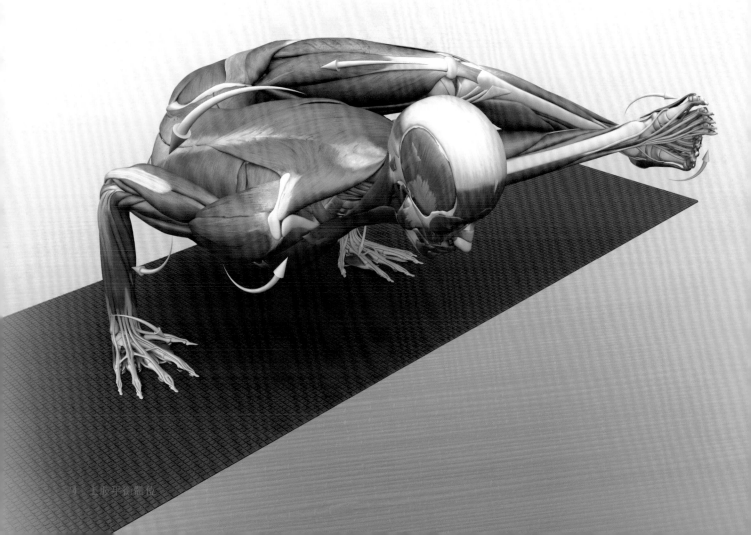

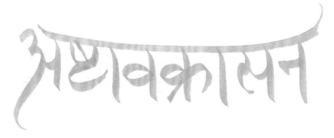

ASTAVAKRASANA
八字扭轉式（雙臂支撐側伸展式）

八字扭轉式結合了扭轉和手臂平衡動作。如同肩按式，大腿纏繞手臂的位置正是創造鎖印的地方。我們先看有哪些方法可以強化扭轉：例如，觀察手臂上方那隻腳怎麼由下往上勾住另一隻腳。上面那隻腳如果往上拉，就會把骨盆和下半身帶入更深的扭轉。接著再看沒被腳纏繞的那隻手臂，手掌往下壓，肘關節打直，這兩個動作會把肩膀和上半身轉離骨盆、進入更深的扭轉。等我們了解深化扭轉的方法，接著就要釐清是哪些原動肌創造了這些動作，再個別啟動這些肌肉。例如，收緊上方腿的髖外展肌，把下半身帶進更深的扭轉。再看沒被大腿夾住的那隻手臂，啟動肱三頭肌，嘗試打直手臂，把肩膀和胸部轉過來。學習單獨啟動髖外展肌和肱三頭肌，並觀察肌肉收縮後，動作是否有所改善。反過來說，你也可以自我反思，看看自己是否能利用本式或其他體位，來提高你對某塊肌肉的覺知。

除了扭轉，雙腿環繞手臂的地方形成一個鎖印。大腿夾住手臂的同時，肘關節也要試著打直。接著再嘗試打直膝關節，看下方腿如何被壓向前臂，以抗衡肱三頭肌打直肘關節的力量。這兩個相反的動作創造鎖印，穩定姿勢。如此一來，你才是真正靠骨骼跟韌帶維持姿勢，而不是靠肌肉的力量。

重要關節擺位

- 髖關節屈曲、內收
- 膝關節部分伸展
- 踝關節背屈
- 足外翻
- 趾關節伸展

- 軀幹屈曲、扭轉
- 肩關節內收、外旋
- 肘關節屈曲
- 前臂旋前
- 腕關節伸展

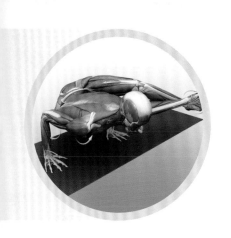

八字扭轉式的準備動作

用聖哲馬利奇式三來準備你的軀幹（見下圖）。這動作不僅可伸展軀幹，還會拉長髖側的外展肌（闊筋膜張肌和臀中肌）。接著再以屈膝版的仰臥手抓腳拇趾伸展式（右頁左上圖），來伸展臀大肌或膕旁肌。將這兩個動作做透澈，我們才有辦法把腳抬得更高，甚至放到肩膀上。也可以選擇練習龜式。

八字扭轉式的手臂動作跟鱷魚式類似，所以請練習鱷魚式，以強化手臂和手腕的力量。肘關節先擺成鱷魚式的手臂動作，接著一腳繞過肩膀（右頁右上圖）。足部交叉。上半身向前傾，靠手臂支撐。這動作要多練幾次，讓手臂熟悉這種感覺，直到身體保持平衡為止。接著收縮股四頭肌，膝關節打直，用雙腿夾住手臂。最後啟動肱三頭肌、胸肌和腹肌，胸部往前挺，將身體舉起來。如果覺得沒問題，還可以嘗試變化動作：將你的腳和手臂完全打直。最後，臀部慢慢回到地板上，解開雙腳，在此停留幾個呼吸。可在你面前放個墊枕或鋪塊厚毯，以防身體往前倒。

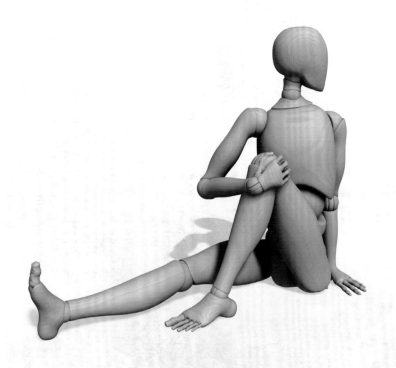

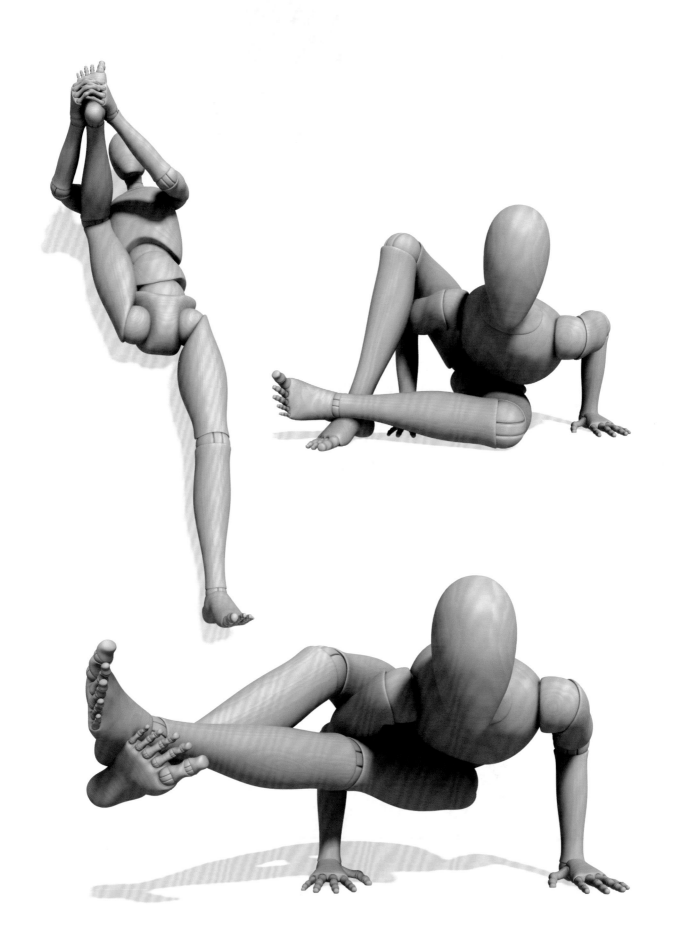

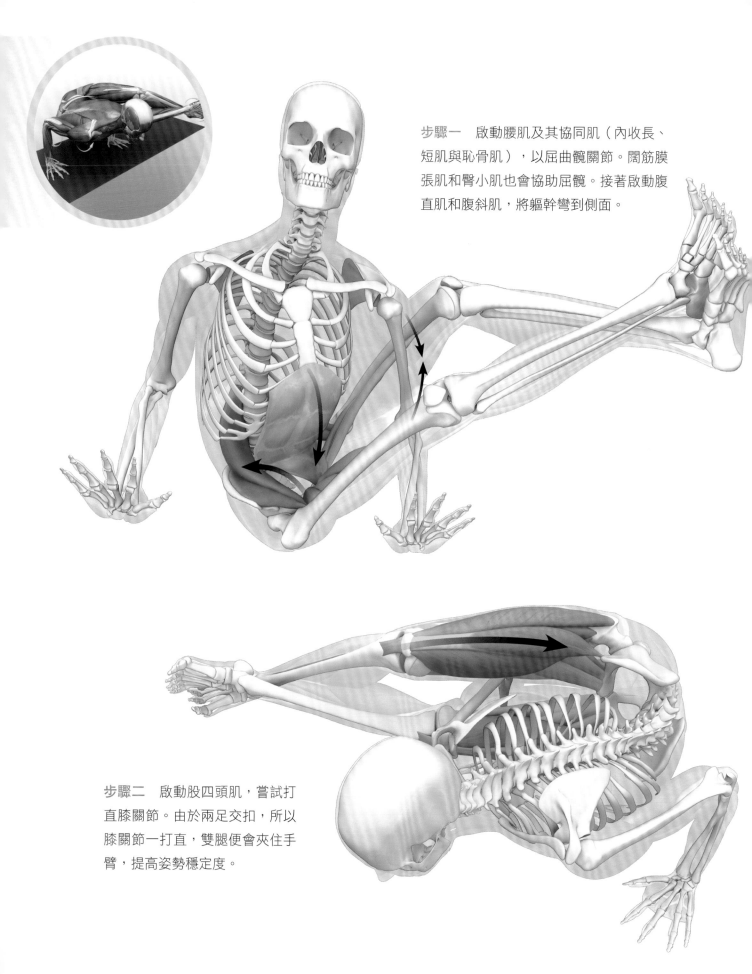

步驟一　啟動腰肌及其協同肌（內收長、短肌與恥骨肌），以屈曲髖關節。闊筋膜張肌和臀小肌也會協助屈髖。接著啟動腹直肌和腹斜肌，將軀幹彎到側面。

步驟二　啟動股四頭肌，嘗試打直膝關節。由於兩足交扣，所以膝關節一打直，雙腿便會夾住手臂，提高姿勢穩定度。

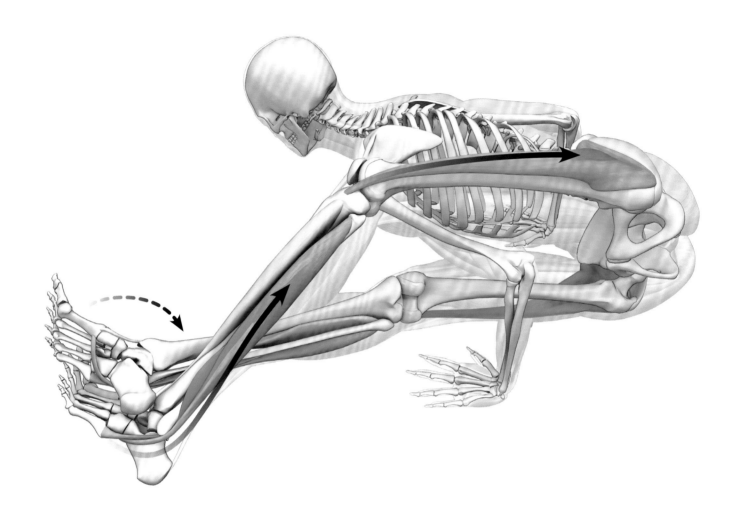

步驟三　兩腳踝關節交叉，接著啟動小腿外側的腓骨長、短肌，令踝關節外翻（足外翻），雙踝互扣。接著，膝關節打直的同時，也要嘗試將扣住的兩隻腳拉開。上方腿拉得越用力，我們就越要使勁啟動臀中肌和闊筋膜張肌，這樣會把雙腳帶進更深的扭轉，致使骨盆和肩膀各自朝相反的方向轉動。

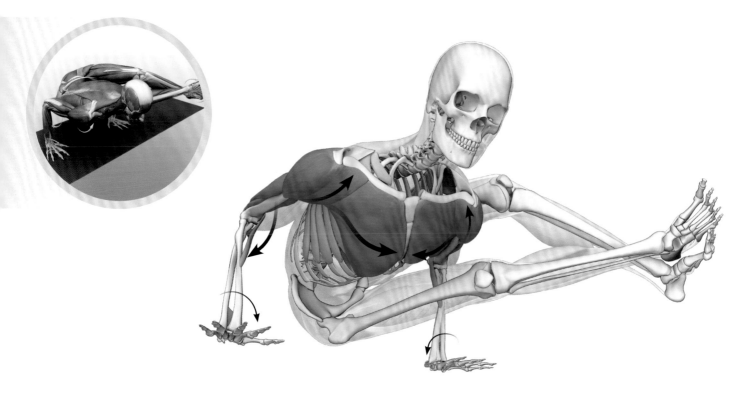

步驟四　收縮旋前圓肌和旋前方肌，將食指根部的掌丘往瑜伽墊按壓。啟動肱三頭肌，以提高肘關節的穩定度。啟動胸大肌，將身體向上推，避免手肘外張，靠近身側。前三角肌也會幫忙舉高軀幹。以觀想的方式啟動前鋸肌，將肩胛骨往前拉，固定在胸廓上。我們做鱷魚式，同樣是靠前鋸肌將身體抬離地板。

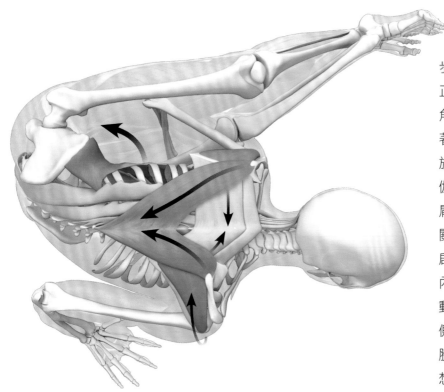

步驟五　收縮菱形肌，把肩胛骨往身體正中線拉。啟動棘下肌、小圓肌、前三角肌，以外旋肩關節。這些肩外旋肌接著再跟前臂旋前肌一起合作。啟動前臂旋前肌的訣竅是將食指根部的掌丘往瑜伽墊按壓。兩個動作結合起來，便能從肩膀到手掌形成一股螺旋力道，收緊肘關節韌帶（韌帶牽引機制）。

啟動上側的豎脊肌和腰方肌，下背微微內凹，軀幹側屈。接著再看上側腹肌的動作，腹內斜肌會協助豎脊肌和腰方肌側屈軀幹，而啟動腹外斜肌肉，會把肩膀轉向對側髖部。練習時，去感覺跟觀想這些肌肉啟動。

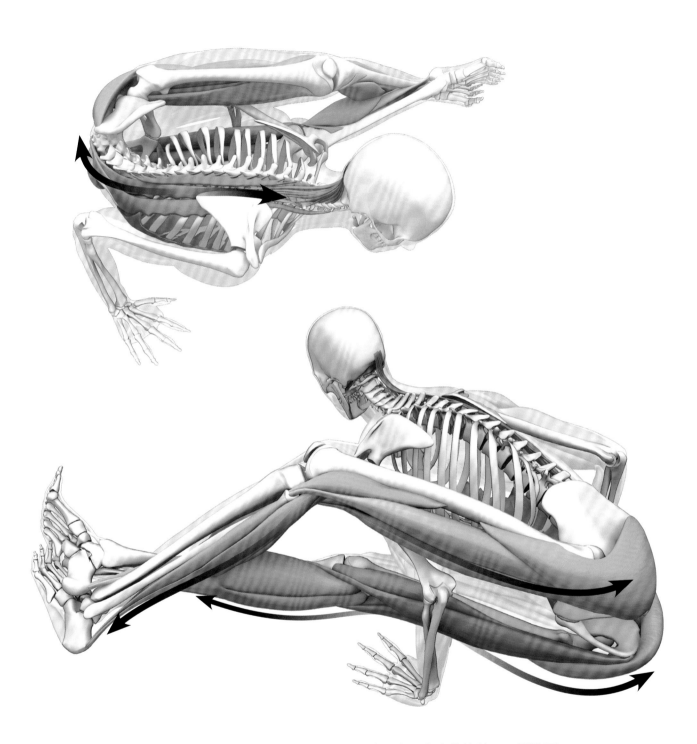

總結　八字扭轉式可伸展軀幹下側的豎脊肌和脊椎旋轉肌。屈髖可
拉長臀大肌。膕旁肌和腓腸肌／比目肌聯合肌群也處於伸展的狀
態。軀幹屈曲和扭轉，可拉長下側的腹斜肌和腹橫肌。

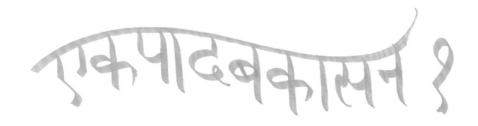

EKA PADA BAKASANA
單腿鶴式一

練單腿鶴式一,髖關節一邊屈曲一邊伸展。後腳膝關節打直,身體重心往後移。軀幹向前屈曲,以抗衡後腳後伸的衝力。先看前腳的動作,腰肌是很重要的屈髖肌,不過現在卻出現主動收縮力量不足的現象(active insufficiency)。所謂主動收縮力量不足,意指肌肉完全收縮,無法再施展多餘的力量屈曲髖關節。在這情況下,我們必須啟動彎曲腿的內收肌群,用大腿內側去推擠上臂,借力屈曲髖關節。除了把腳彎折起來抬到手臂上,肘關節也要伸展,結合這兩股力量,便能形成一個鎖印,有助身體保持平衡。最後,要共同啟動所有調控姿勢的肌肉群(胸、臂、髖、腿部肌肉),這動作雖細微,卻能提高整體的穩定性。

本動作還有一個重點,就是伸直腿。腳要舉高必須啟動背伸肌、臀肌、膕旁肌、股四頭肌、小腿肚。收縮背部肌肉和韌帶,目的是為了拴住骨盆。骨盆穩定之後,再跟臀部肌肉結合,以提高並旋轉大腿。股四頭肌可伸展膝關節,闊筋膜在臀大肌和闊筋膜張肌的協助下,可穩定膝關節。踝關節的角色就像翅膀一般,透過屈曲和外翻的動作,打開足底,細微調整身體重心。兩腿的動作結合起來,就構成了單腿鶴式一的核心命題了:我們如何在重力、肌力及韌帶牽引力之間求取平衡。

重要關節擺位

- 肩關節屈曲、內收、外旋
- 肘關節部分伸展
- 前臂旋前
- 腕關節伸展
- 彎曲腿髖關節屈曲、內收
- 伸直腿髖關節伸展、內旋

- 彎曲腿踝關節背屈、足外翻、趾關節伸展
- 彎曲腿踝關節蹠屈、足外翻、趾關節屈曲
- 軀幹屈曲
- 頸椎伸展

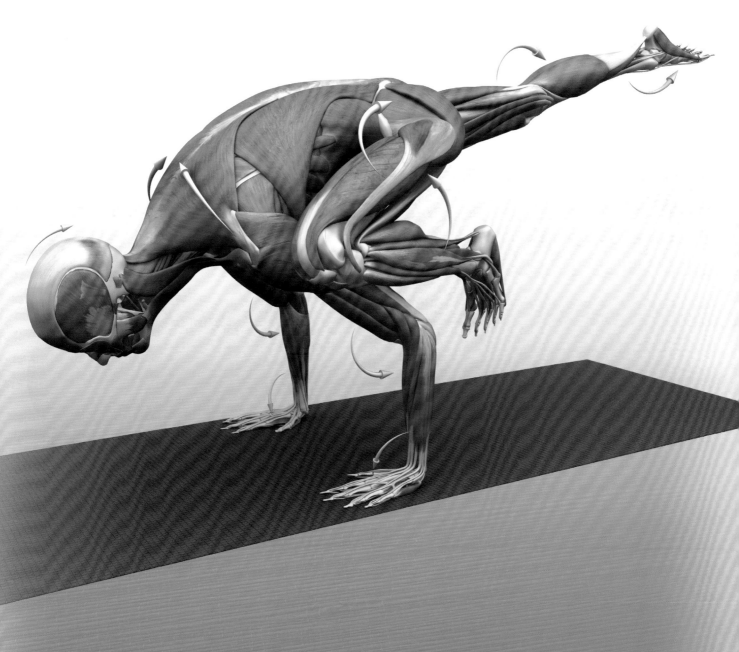

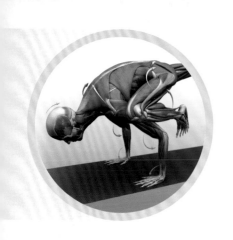

單腿鶴式一的準備動作

按照鶴式的準備動作循序漸進地練習。不過我們做單腿伸直鶴式一,髖關節需要一定的柔韌度,所以建議將猴神哈努曼式(前劈,參見本系列第二集《身體前彎及髖關節伸展瑜伽》)納入準備清單,以伸展髖關節。身體先做四足跪姿,接著抬起一隻腿,體會腳後伸的感覺,並將注意力放在腿後側、臀部及下背肌肉群。接著站在瑜伽磚,或直接離開地面進入鶴式。我們先把壓力從即將伸展的那隻腿移開,將身體重量轉移到另一隻手臂上,並將膝蓋和大腿內側緊貼在這隻手臂上。收縮臀肌以伸髖,啟動股四頭肌以伸直膝,後腳向後打直,身體向前傾,下背微微內凹。

解開動作前,對重心改變要有心理準備,以適時做調整,並逆著來時的步驟慢慢解開動作。伸直腿屈膝,將膝蓋塞回到上臂,進入鶴式,兩邊保持平衡。接著,身體後傾,趾尖點地,解開動作。腳掌貼地,待在站立前彎式休息片刻。最後再啟動髖伸肌和背伸肌,直起身子,站起來。

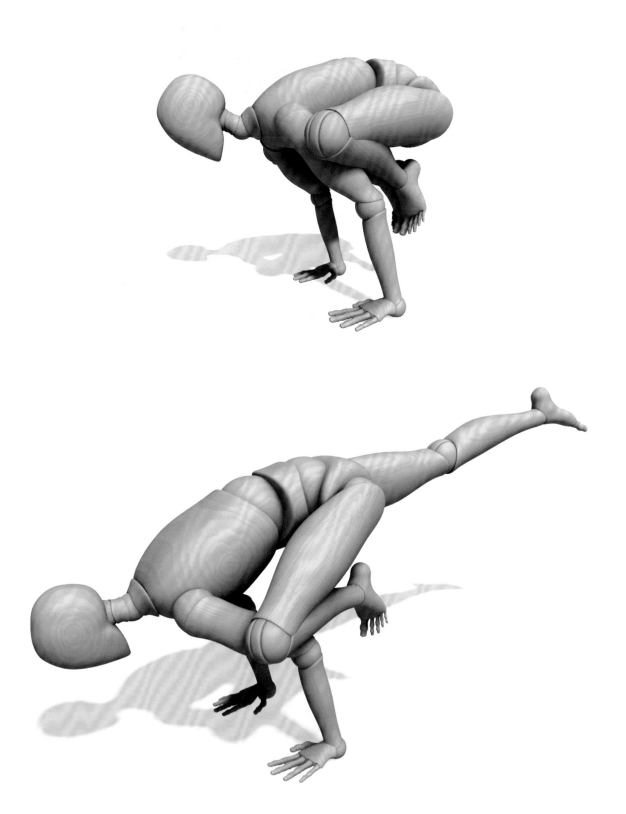

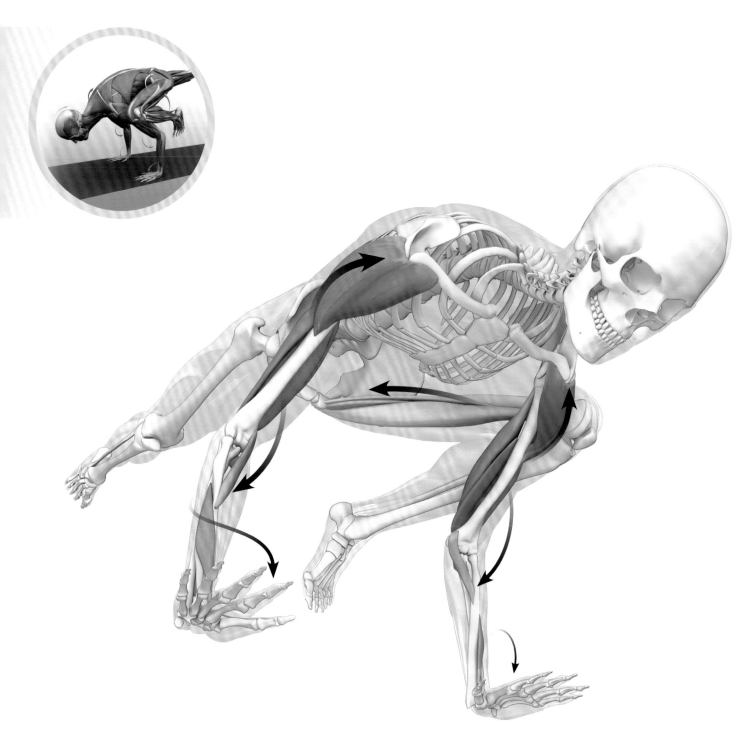

步驟一　利用手臂肌肉來搭建一座穩固的鷹架，將身體舉起來。身體向前傾，以平衡伸直腿後伸的重量。用腕屈肌來調整身體前傾的角度。啟動旋前圓肌和旋前方肌，令前臂旋前，將食指根部的掌丘按壓在地板上。接著，共同啟動肱二頭肌和旋後肌，使重量均勻分布於手掌。收縮棘下肌、小圓肌和後三角，令肩關節外旋。手臂試著打直，這動作會啟動肱三頭肌，以穩定肘關節。將屈膝腿大腿內側緊貼在手臂上，給予肘關節有力的支撐，與此同時手臂也要向外推，以抗衡大腿向內擠壓的力道，如此一來，這兩股相對的力量才會創造出鎖印。啟動前三角肌肉和側三角肌，將身體舉起來，我們做過頂推舉時同樣也是啟動這兩塊肌肉。

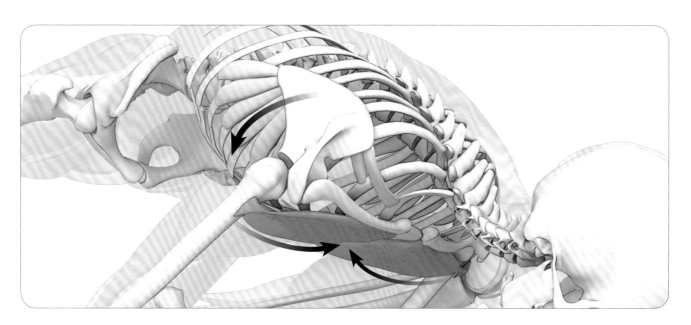

步驟二 收縮前鋸肌和胸小肌，令兩塊肩胛骨外展、遠離脊椎。接著把肱骨拉向正中線，使上臂和前臂進入正位（前臂垂直地板），盡量靠骨頭支撐身體重量，比例越高越好。胸大肌是這動作（肱骨內收）的原動肌，同時也會協助三角肌將身體舉起來。闊背肌和大圓肌可協助胸大肌將手臂拉向正中線。上臂的喙肱肌也是胸大肌的協同肌，會幫忙帶動上臂內收。肩旋轉袖的小圓肌和棘下肌可外旋肱骨。上述所有肌肉要聯手發揮作用，才有辦法穩定肩膀和手臂，鞏固單腿伸直鶴式一的基座。

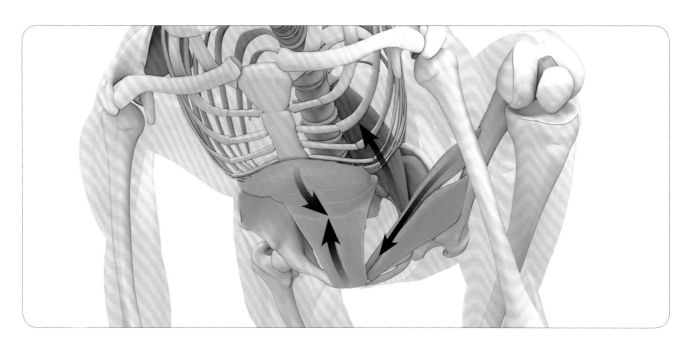

步驟三 收縮腹直肌，使腹腔往脊椎的方向內縮。腹直肌的起附點位在恥骨聯合上，所以啟動腹直肌，會把恥骨聯合往上拉，導致骨盆後傾。請注意，我們在啟動伸直腿的臀大肌和膕旁肌時（見步驟五），骨盆同樣會後傾，所以腹直肌收縮，恰可協助臀大肌和膕旁肌後傾骨盆。接著，啟動腰肌和腰方肌以屈曲髖關節，使下背稍微內凹，骨盆前傾，以抗衡臀大肌和膕旁肌後傾骨盆的動作。一個前傾，一個後傾，這兩個動作結合起來，可大幅提高核心的穩定性。最後，啟動內收肌群和恥骨肌，將大腿內側往上臂外側推擠，以間接屈曲髖關節。

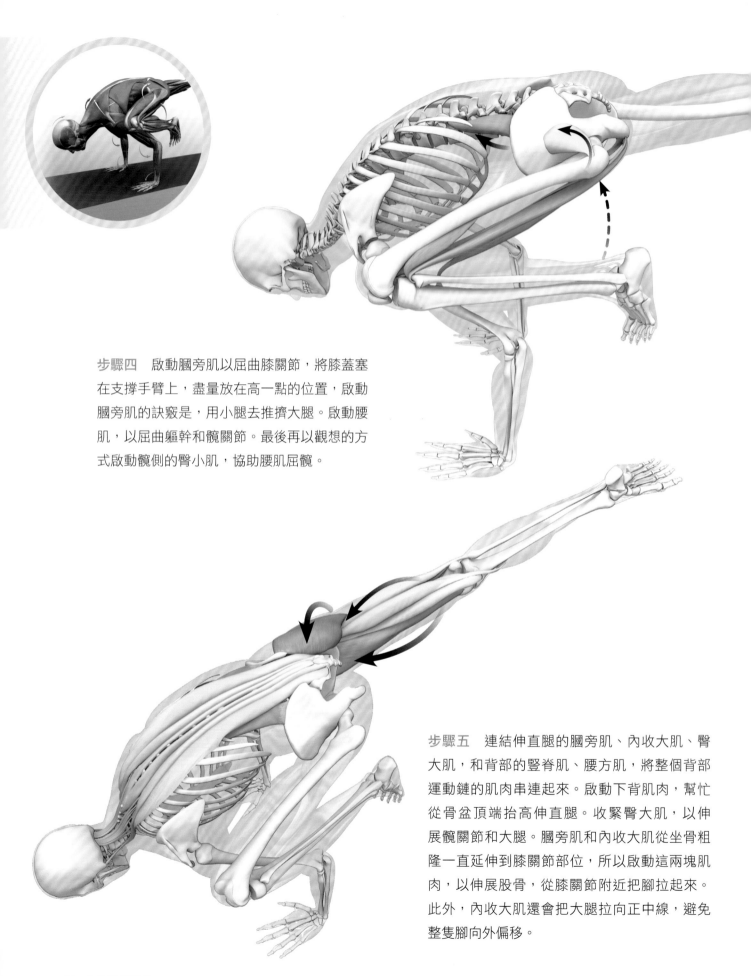

步驟四　啟動膕旁肌以屈曲膝關節，將膝蓋塞在支撐手臂上，盡量放在高一點的位置，啟動膕旁肌的訣竅是，用小腿去推擠大腿。啟動腰肌，以屈曲軀幹和髖關節。最後再以觀想的方式啟動髖側的臀小肌，協助腰肌屈髖。

步驟五　連結伸直腿的膕旁肌、內收大肌、臀大肌，和背部的豎脊肌、腰方肌，將整個背部運動鏈的肌肉串連起來。啟動下背肌肉，幫忙從骨盆頂端抬高伸直腿。收緊臀大肌，以伸展髖關節和大腿。膕旁肌和內收大肌從坐骨粗隆一直延伸到膝關節部位，所以啟動這兩塊肌肉，以伸展股骨，從膝關節附近把腳拉起來。此外，內收大肌還會把大腿拉向正中線，避免整隻腳向外偏移。

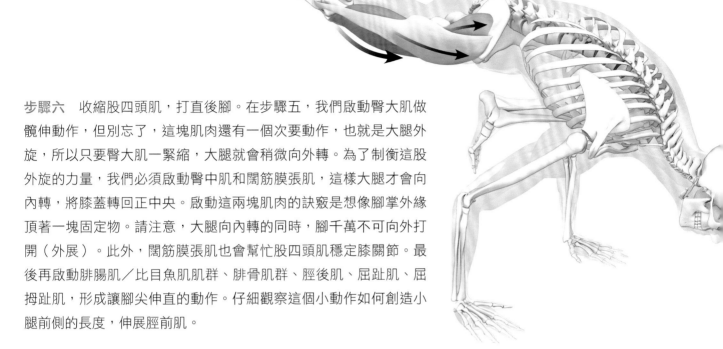

步驟六　收縮股四頭肌，打直後腳。在步驟五，我們啟動臀大肌做髖伸動作，但別忘了，這塊肌肉還有一個次要動作，也就是大腿外旋，所以只要臀大肌一緊縮，大腿就會稍微向外轉。為了制衡這股外旋的力量，我們必須啟動臀中肌和闊筋膜張肌，這樣大腿才會向內轉，將膝蓋轉回正中央。啟動這兩塊肌肉的訣竅是想像腳掌外緣頂著一塊固定物。請注意，大腿向內轉的同時，腳千萬不可向外打開（外展）。此外，闊筋膜張肌也會幫忙股四頭肌穩定膝關節。最後再啟動腓腸肌／比目魚肌肌群、腓骨肌群、脛後肌、屈趾肌、屈拇趾肌，形成讓腳尖伸直的動作。仔細觀察這個小動作如何創造小腿前側的長度，伸展脛前肌。

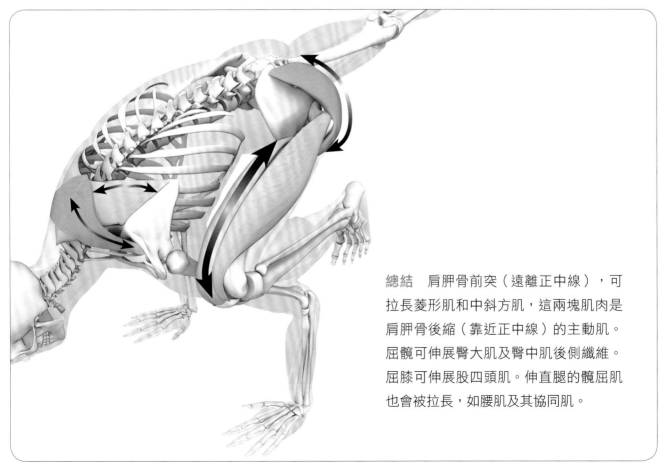

總結　肩胛骨前突（遠離正中線），可拉長菱形肌和中斜方肌，這兩塊肌肉是肩胛骨後縮（靠近正中線）的主動肌。屈髖可伸展臀大肌及臀中肌後側纖維。屈膝可伸展股四頭肌。伸直腿的髖屈肌也會被拉長，如腰肌及其協同肌。

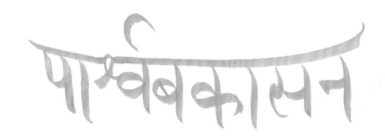

PARSVA BAKASANA
扭轉鶴式

扭轉鶴式，顧名思義就是扭轉版本的鶴式，手腳接觸點正是這體位的核心主軸，這個接觸點既是平衡的基石，也是深化扭轉的有力支點。不過，扭轉鶴式還有幾個次要動作，可協助你成功抵達完成式，並維持一段時間。髖關節屈曲，不過由於屈曲幅度太大，已經出現主動收縮力量不足的現象。也就是說，屈曲動作的原動肌（腰肌）完全收縮到極限，導致無法再施展多餘的力氣去收縮，把腳固定在手臂上。所以要結合腹肌和髖屈肌，將兩隻腳抬到手臂上，然後再啟動其他肌肉將兩隻腳鎖在固定位置上。如此一來，次要動作之間便會產生流暢的協同作用。首先，用腿推擠手臂的動作會把下半身轉離上半身。緊接著，再把推擠的動作跟對側手臂的動作連結起來，將對側手臂打直，藉此轉動胸部和上半身。胸腔和骨盆之間完全靠腰椎銜接。腹部一邊收縮，另一邊就會伸展。軀幹下側的腹肌雖然是伸展，不過我們要啟動它，使大腿跟手臂貼得更緊，穩定姿勢。這個離心收縮的動作也會刺激下側腹肌的高爾肌腱器，使肌肉放鬆，進而拉長。

重要關節擺位

- 肩關節屈曲、內收、外旋
- 肘關節伸展
- 前臂旋前
- 腕關節伸展
- 髖關節屈曲、內收
- 膝關節屈曲
- 踝關節背屈
- 足外翻，趾關節伸展
- 軀幹屈曲、旋轉
- 頸椎伸展

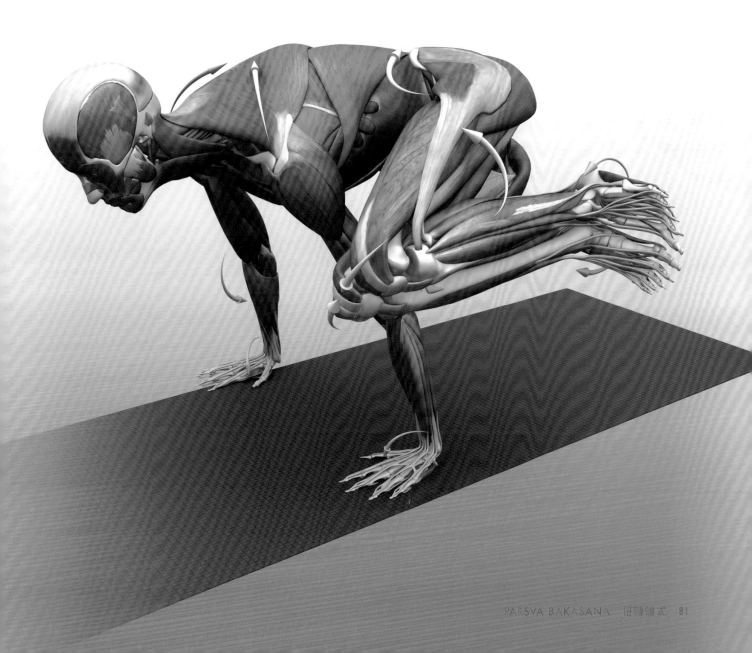

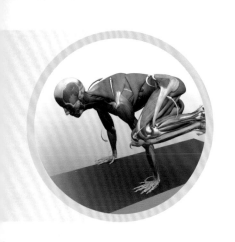

扭轉鶴式的準備動作

先練習椅子扭轉（右頁左上圖），為扭轉鶴式作準備。為了加深扭轉，請在後腳跟放塊瑜伽磚，雙腿夾緊，膝蓋併攏（右頁右上圖）。雙手合掌，再以手臂後側抵住大腿外側，轉動身體。我們分別用三種方式轉動身體：大腿固定不動，用手臂去推大腿外側。再來，這次換手臂固定不動，改用大腿去推手臂後側。最後，手臂跟大腿都要出力，相互推擠對方。觀察這三種方式各自伸展身體哪些部位。

踮腳尖，身體開始向前傾（右頁左下圖）。膝蓋夾緊，將雙腳抬起來，進入扭轉鶴式，後面的肌肉解析會教你如何利用生物力學原理，在兩膝之間創造鎖印，使其以均勻的力道緊靠在一起。接著再把雙膝夾緊的鎖印與根鎖結合起來，以觸發肌肉徵召機制，促使骨盆底肌群更用力收縮。

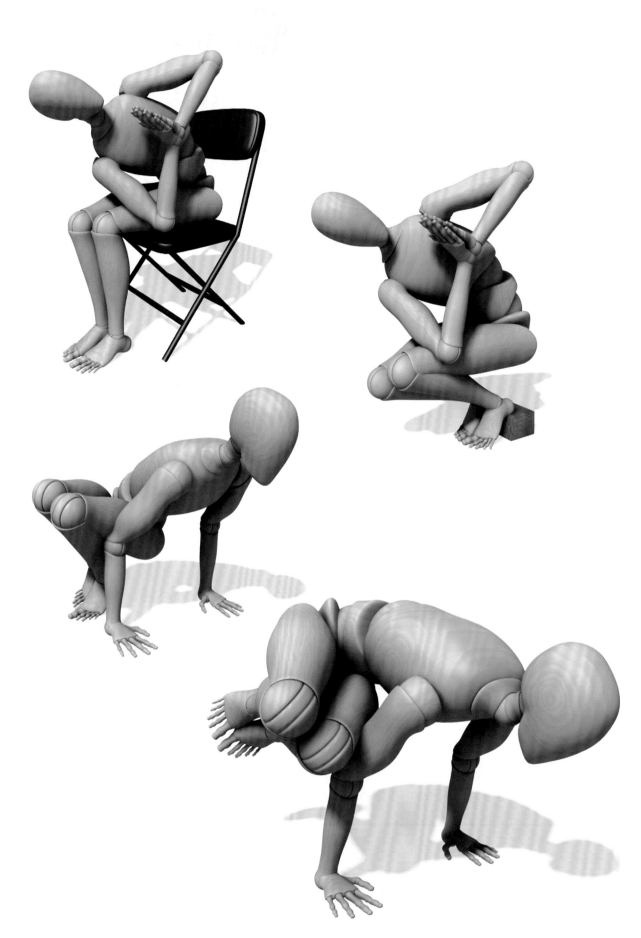

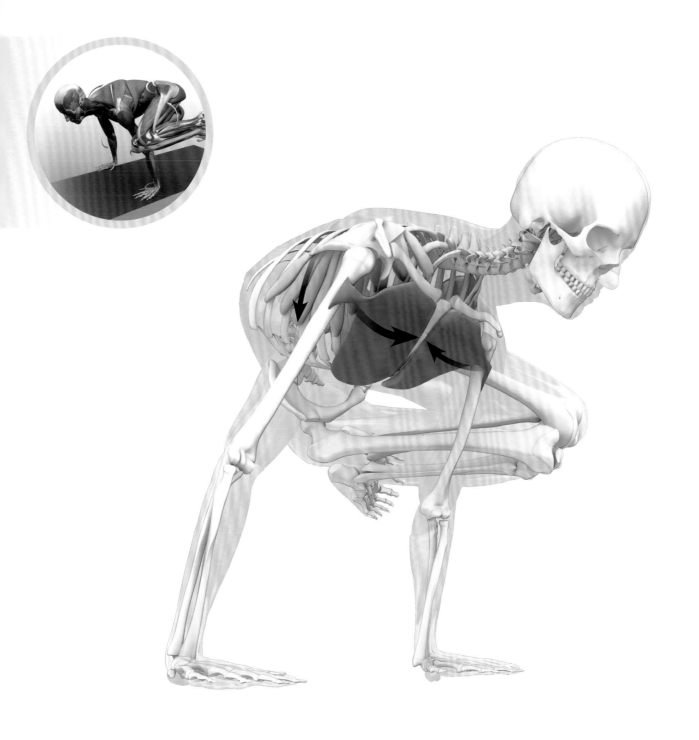

步驟一　啟動前鋸肌和胸小肌，令肩胛骨前突，遠離後背正中線。收縮胸大肌及其協同肌，將肱骨內收。這兩個動作結合起來，會把軀幹舉起來，並穩定肩關節（這功能對扭轉鶴式很重要）。想知道啟動這些肌肉的感覺，可面向牆壁，伸出一隻手，手掌貼壁，然後手肘向內側拉（手肘內收）。再用另一隻手去感覺胸大肌、小圓肌、大圓肌作用（胸大肌位在前胸，小圓肌位在手臂跟軀幹銜接處的下緣，大圓肌位在肩胛骨）。一旦進入完成式，我們同樣也要啟動這些肌肉。

步驟二　手掌是扭轉鶴式的基座，我們要把手掌跟腕、肘、肩串連起來。啟動旋前圓肌和旋前方肌，以及橈側屈腕肌和尺側屈腕（腕屈肌），令前臂旋前，將手掌按壓住地板，以維持手掌和腕關節的穩定度。接著再收縮肱三頭肌，打直肘關節，將身體往上舉。肱三頭肌有三個頭端，長頭的起附點位在肩胛骨上，所以收緊肱三頭肌，也會有助於穩定肩胛帶。啟動前三角肌，可幫忙肱三頭肌和胸大肌將身體舉起來。啟動側三角肌，使手臂往大腿推擠，將髖關節鎖在屈曲的姿勢上，扭轉軀幹。觀察手臂肌肉如何跟步驟一的肩胛帶肌群整合為一體。

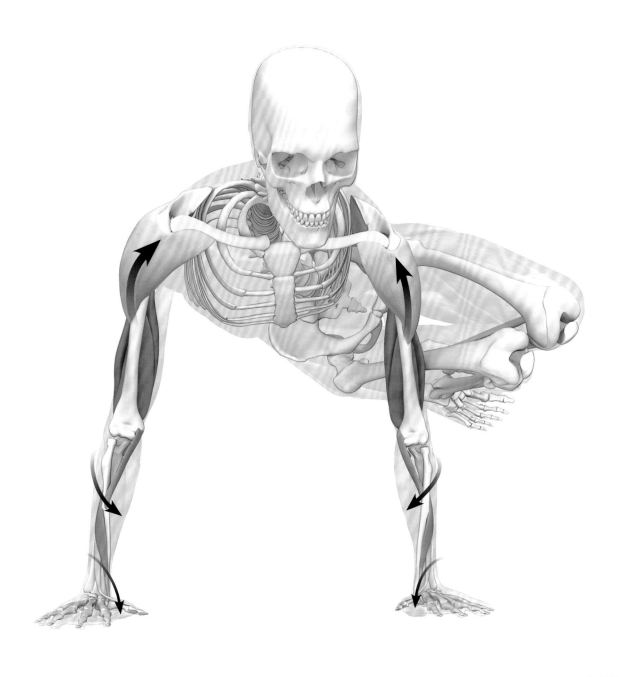

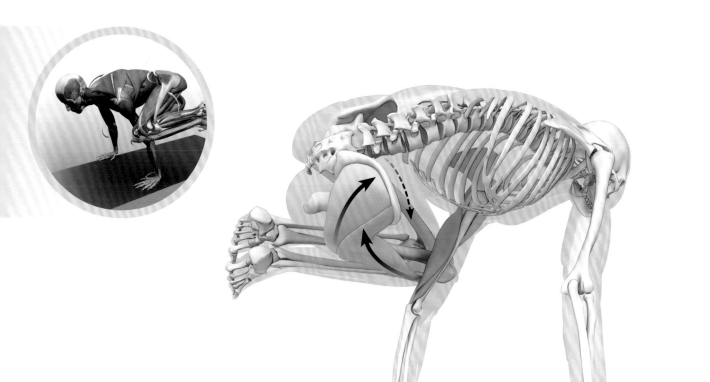

步驟三　啟動髖側的闊筋膜張肌和臀中肌，用大腿外展的
力量推擠上臂骨（上圖）。接著是手臂的動作：先啟動肱三頭肌以打
直手臂外側面，再收縮側三角肌，令肱骨外展，以手臂推擠大腿（下
圖）。這兩個動作聯手創造了一個接觸點，可穩定姿勢，強化扭轉
幅度。

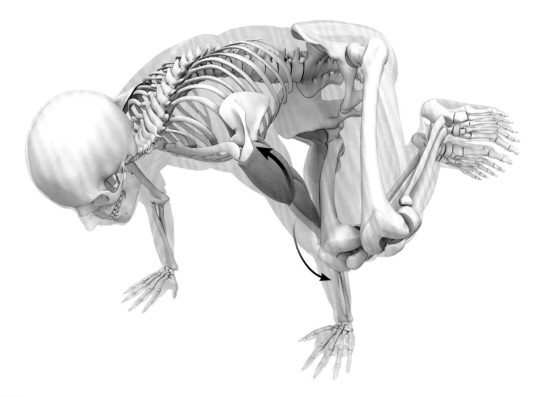

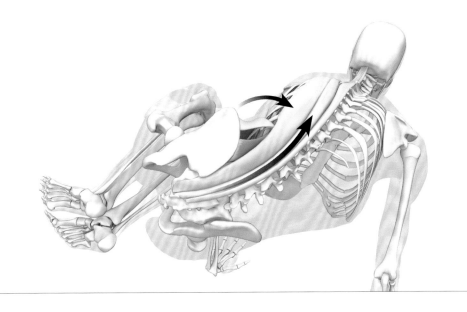

步驟四　扭轉身體，必須結合軀幹上側的背肌（豎脊肌和脊椎旋轉肌）和腰方肌，以及腹部的腹斜肌。從上圖便可看出扭轉鶴式如何利用脊椎來連結肩與髖。腹斜肌分成腹內斜肌和腹外斜肌，形狀扁薄，像紙一般層層交疊。軀幹下側的腹內斜肌收縮，會將上側的肩膀拉向下側的髖部。而軀幹上側的腹內斜肌和腹外斜肌結合起來，會令軀幹屈曲、側轉。建議你善用準備動作，趁腳還在地板時去感受這動作。腹部收縮，交替單獨啟動軀幹兩側的腹斜肌，以提高扭轉的幅度。這些肌肉可穩定脊椎，所以一進入完成式，就要啟動。

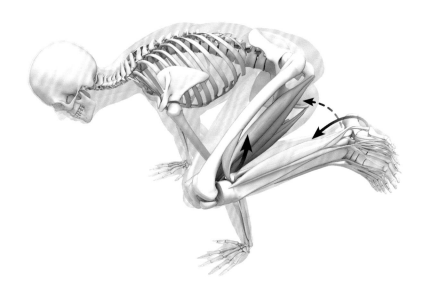

步驟五　啟動膕旁肌，以屈曲膝關節，小腿緊貼著大腿。收縮脛前肌，令踝關節背屈。啟動伸拇趾肌和伸趾肌，以伸展趾關節。啟動腓骨肌群，令踝關節外翻，打開腳掌。同時也要啟動脛後肌，以強化足弓，在踝關節處創造一股內翻的力量，以平衡腓骨肌群主導的足外翻動作，穩定踝關節和足部。啟動大腿內側的內收肌群，雙膝夾緊，將兩隻腳鎖在固定位置上。

倒立體位
INVERSIONS

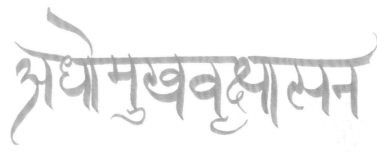

ADHO MUKHA
VRKSASANA
手倒立

手倒立既是倒立體位，也是手臂平衡動作。倒立體位有很多好處，例如提高靜脈回流，使得心輸出量相應增加，並促進淋巴液輸入胸導管。

我們是兩足動物，醒著的時候多半靠兩隻腳行走或站立，因此髖關節天生的構造完全是為了負重，以利我們從事這類活動。可是肩關節就不一樣了，肩關節很靈活，是專門設計來與外在環境互動（透過雙手）。所以我們練習手倒立或其他倒立體位，可以說是徹底反轉人體設計原則，把靈活的肩關節當作講究穩定的負重關節使用。有鑑於此，我們必須強化肩膀肌肉，以提高肩膀的穩定性。

手倒立的穩定和平衡完全仰仗骨盆。練習站姿體位，我們先連結下肢和骨盆核心，再用上半身的動作微調整體姿勢。可是在倒立體位，我們先連結上肢和肩胛帶，再用骨盆核心來穩定動作。骨盆晃動容易造成體位不穩定，因為骨盆只要稍微一晃，力量傳到上肢，晃動幅度馬上加倍放大，使得上肢必須花更大力氣維持動作。所以，若要手臂平衡體位穩定，就要喚醒骨盆核心肌群，並予以適度的鍛鍊。建議你多做站姿系列動作（本系列第一集《瑜伽墊上解剖書》），來強化骨盆核心肌群。

重要關節擺位

• 肩關節屈曲、外旋	• 髖關節伸展、內收
• 肘關節伸展	• 膝關節伸展
• 前臂旋前	• 腳踝關節中立或稍微蹠屈
• 腕關節伸展	• 足外翻
• 軀幹伸展	• 趾關節伸展

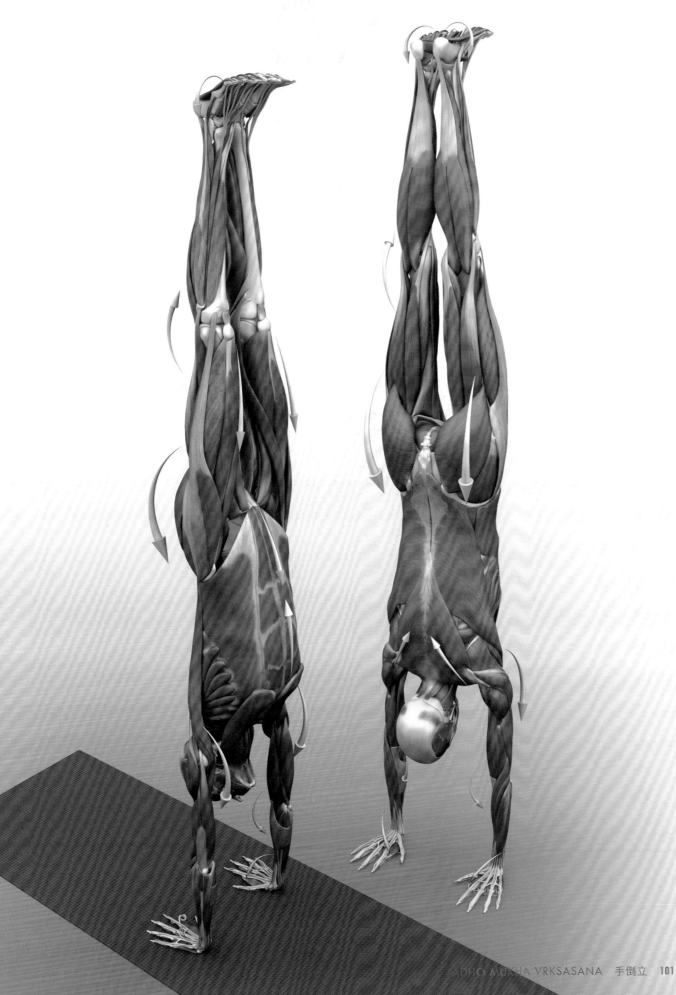

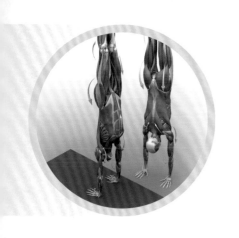

手倒立的準備動作

如何進入手倒立，其實大有學問，牽涉到物理及生物力學原理，也就是動量（momentum）和關節聯動節律（joint rhythm），我們必須巧妙結合這兩者，身體才會在你的控制下抬升而上，進入體位。

先做下犬式。接著，一腳往前跨出一小步，踩穩，屈膝，你會發現身體重心改變了，重量往前移，移到手掌上，手臂更接近垂直的角度（右下圖）。如果沒做過手倒立，建議你先停在這兒，讓臂骨習慣垂直的姿勢，體會機械軸和解剖軸平行的感覺。

開始用一、二、三的節奏，把重量滾到雙手正上方。接著啟動大腿、臀部、下背肌肉，將後面打直的那隻腳抬高，靠在牆壁上。再結合前後搖晃的動量與豎脊肌的力量，抬起另一腳。

多做下犬式和鱷魚式，強化肩胛帶的力量。若想鍛鍊髖部的力量和柔軟度，建議練習猴神哈努曼式或其準備動作，戰士一式也可以。

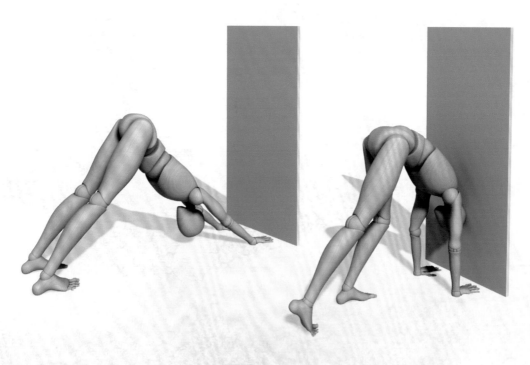

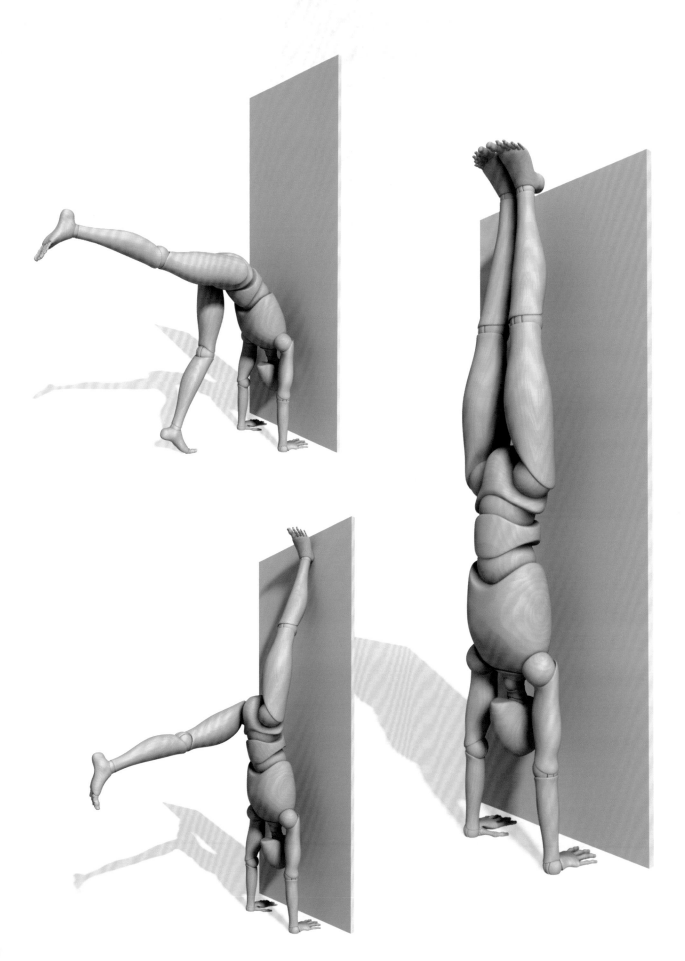

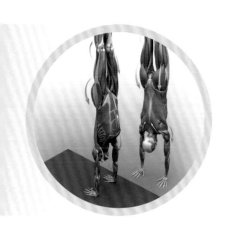

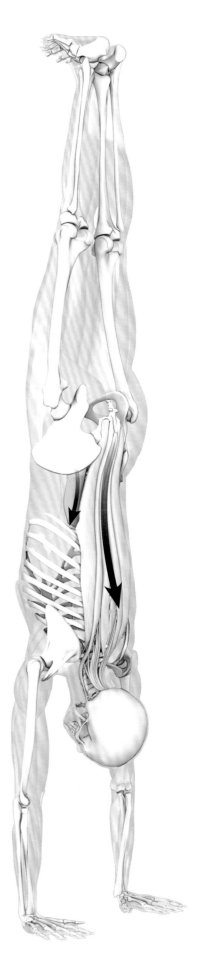

步驟一　啟動臀大肌，把腳抬
到半空中，形成髖伸動作。記
住，髖關節跟骨盆之間有所謂
的聯動節律，這兩個部位的動
作又跟腰椎緊密連結（形成腰
椎骨盆 Lumbopelvic Rhythm）。
啟動下背的腰方肌，觀察這塊
肌肉如何把骨盆往頭頂的方向
拉。臀小肌位在髖外側深處，
建議以觀想的方式啟動。當髖
關節處在中立位置時，要適時
啟動臀小肌，使股骨頭固定在
髖臼內。

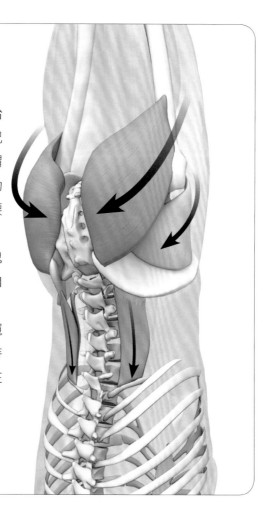

步驟二　啟動腰方肌和豎脊肌，將整個背部伸展開來。人
體脊椎最好是一個椎體接著一個椎體整齊排列，這樣椎間
盤先天的柔軟度才有辦法均勻吸收重力。每節脊椎骨之間
的小面關節（facet joint）緊密結合，可提高脊椎的穩定性。

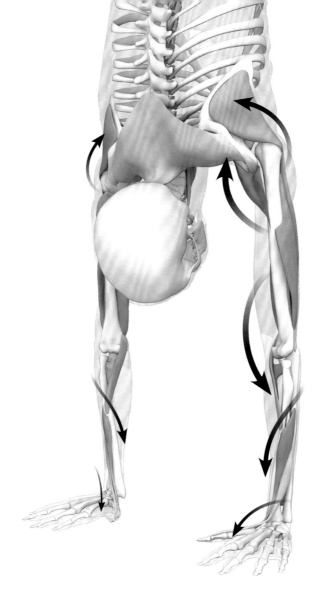

步驟三　指關節稍微屈曲，將掌弓變成「彈簧」，創造手掌的彈性。十指均勻張開，再啟動旋前圓肌和旋前方肌，令前臂旋前，這會把重量帶到食指根部的掌丘上。接著啟動棘下肌和小圓肌，以外旋肩關節，使重量均勻分布於雙手。要注意前臂旋前的動作如何經由肘關節而與肩膀外旋的動作相結合，以創造一股螺旋力量。這可擰緊肘關節韌帶（韌帶牽引機制），穩定手臂。為了平衡旋前的動作，我們要啟動前臂旋後肌，使重量均勻分布於手掌。

收縮肱三頭肌，以打直肘關節，將肩膀和手掌銜接起來。由於肱三頭肌長頭的起附點位在肩胛骨，所以剛才啟動肱三頭肌，會把肩胛骨下緣向外轉，使肩峰突（acromion process）遠離肱骨，如此一來，肩關節才有更多空間前屈。而肩關節外旋，同樣也會把肱骨大結節拉開肩峰突。所以伸肘與肩外旋動作，都讓肱骨有更多空間上舉到頭上方，不會發生尖峰夾擊的情形。收縮前三角肌，令肩關節屈曲雙手朝地板伸直過頭。啟動上斜方肌和提肩胛肌，以提高肩胛帶。一旦進入體位，記得要讓肩膀遠離耳朵，放鬆頸部。

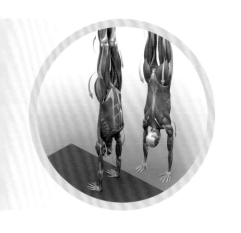

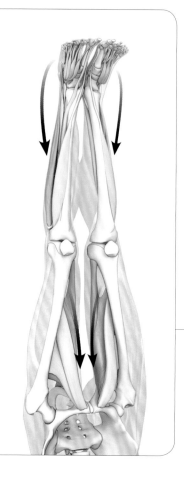

步驟四　啟動大腿內側的內收肌群，雙腿靠攏，穩定骨盆。啟動伸趾長、短肌，以伸展趾關節。啟動小腿前側的脛前肌，令踝關節背屈，使腳底板跟地面平行。收縮小腿外側的腓骨肌群，以外翻足部。再啟動脛後肌，形成一股內翻的力道，以平衡足外翻。共同啟動這兩塊肌肉，可穩定小腿骨、腳踝和腳掌。

腳底板打開，釋放壓力，刺激足底小脈輪。

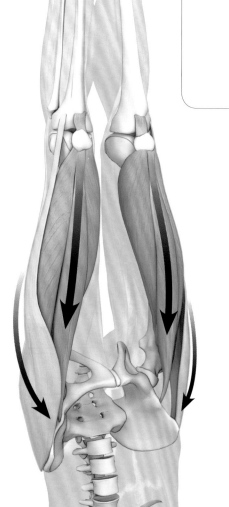

步驟五　收縮股四頭肌，以打直膝關節，啟動股四頭的訣竅是將膝蓋骨往骨盆方向提。請注意，我們在步驟一啟動臀大肌做髖伸動作，把腳抬高。但這動作也會造成大腿些微外旋，然而我們希望股骨保持中位，膝蓋骨朝向正前方，所以要啟動闊筋膜張肌以抗衡外旋的傾向，並協助股四頭肌打直膝關節。啟動闊筋膜張的訣竅是想像自己用腳掌外緣去頂住一個固定物。這會啟動外展肌群（闊筋膜張和臀中肌，同時也是內旋肌群），將大腿往內轉。大腿內收肌群收縮，令雙腿併攏，同時大腿也會向內轉將膝蓋骨帶回正中央。

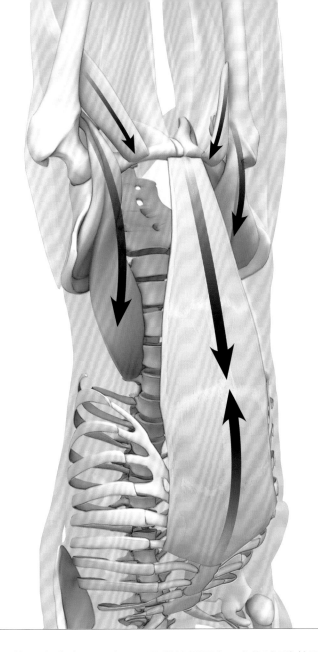

步驟六　共同啟動髖屈肌（腰肌及其協同肌），以平衡髖伸肌（臀大肌及其協同肌）的動作。肌肉共同啟動，可提高姿勢的穩定性。你可以讓大腿稍微前後傾斜，觀察髖屈肌運作的方式，藉由不斷修正角度，直到找到平衡的那個點。利用腰肌喚醒系列動作[1]，找到骨盆核心肌群的覺知，繼而學習控制。

輕輕啟動腹肌，以平衡背部伸展動作。由於腹直肌的起附點位在骨盆前側（恥骨聯合），所以收縮腹直肌，會把恥骨聯合往上拉（骨盆後傾），恰可平衡骨盆前傾的動作，提高骨盆的穩定度。

1　編注：參閱《瑜伽最適體位3D解剖書》，橡實文化出版。

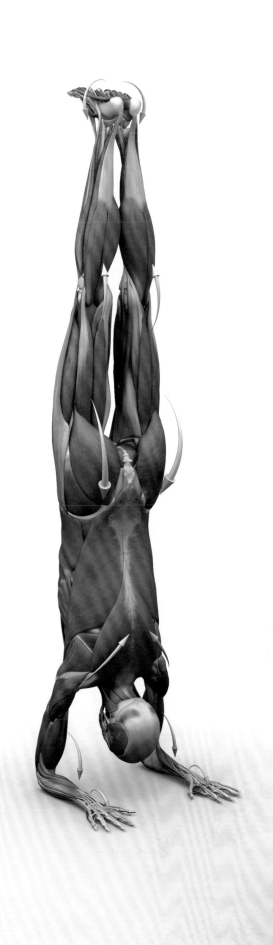
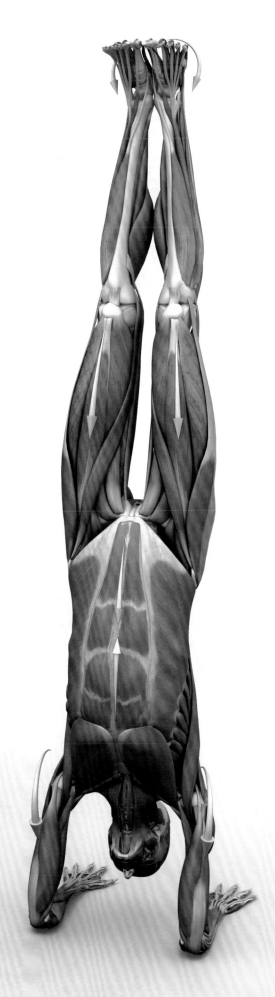

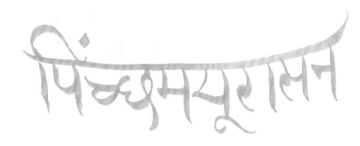

PINCHA MAYURASANA
孔雀起舞式

我們練習孔雀起舞式，要將整個身體的重量分布在前臂上，最後進入手掌。練習手倒立的好處，孔雀起舞式同樣都有，甚至還多了一項益處，就是肩關節伸展的幅度特別大。孔雀起舞式的手臂動作（高舉過頭、前臂貼地），其實是把肱骨大幅外旋，幾乎已達轉動角度的最大值，這必定要拉長肩內旋肌。所以肩內旋肌如果緊繃伸展不開，手臂容易向內轉。為了避免發生這情況，最好先練習牛面式和鷹式，充分伸展肩關節，然後才做孔雀起舞式。

肩關節實際上是由好幾個關節組成的複合性關節。這點千萬謹記在心，並善用這知識來擬定策略，好將你的體位擺在最佳位置上。例如，肩胛骨前突（將兩塊肩胛骨拉離脊椎中線），肘關節才會內收或向內移。肩胛骨前突，同樣也令肩關節外旋，不過是從肩胛胸廓關節（scapulothoracic joint）外旋，而不是肩關節本身。這讓外旋肌以更有效率的方式轉動盂肱關節（glenohumeral joint）的肱骨。手掌按壓瑜伽墊，固定好肩膀的姿勢，然後再把肩胛骨往脊椎中線後拉。這是利用聯帶關節作用（coupled joint actions）讓身體安全進入體位的絕佳例證。

重要關節擺位

- 肩關節屈曲、外旋
- 肘關節屈曲
- 前臂旋前
- 腕關節屈曲
- 軀幹伸展
- 髖關節伸展、內收
- 膝關節伸展
- 踝關節中立或稍微蹠屈
- 足外翻
- 趾關節伸展
- 頸椎伸展

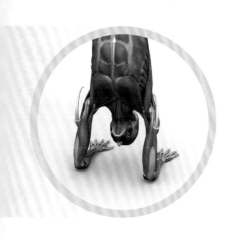

孔雀起舞式的準備動作

先採四足跪姿，屈肘，前臂放在墊子上，接著膝蓋抬高，雙腿打直（右頁左上圖）。練習初期，可在兩手之間放塊瑜伽磚，肘關節綁條帶子，避免前臂的姿勢跑掉。還要練習鷹式的手臂動作和下圖的椅子伸展，把肩關節準備好。最後再慢慢拿掉輔具，朝不靠輔具練習的目標前進。

一腳先往前踩一步，將重量和重心移到肩膀和前臂上（右頁右上圖）。接著啟動臀部和下背肌肉，抬起後腳（右頁左下圖）。前腳屈膝，後腳打直，運用動量原理，將後腿往上舉、靠在牆上（右頁中下圖）。接著換另一腳。最後，用一次一隻腳離開牆壁的方式，學習在這體位保持平衡。

下犬式、鱷魚式、手倒立等相關體位，也是很好的準備動作。

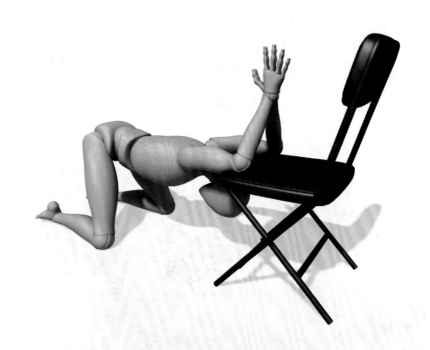

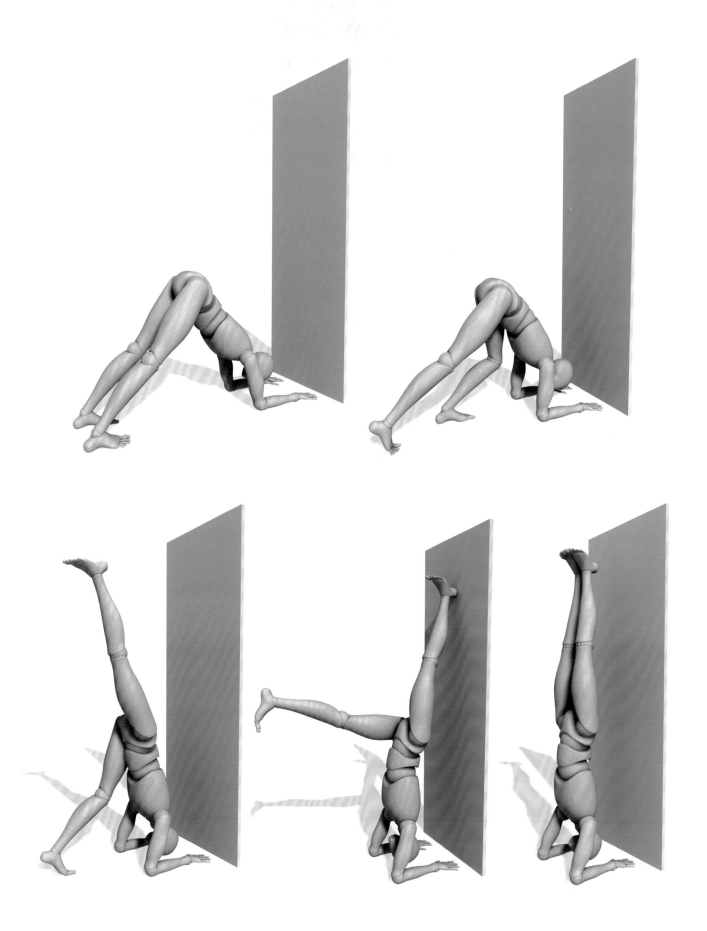

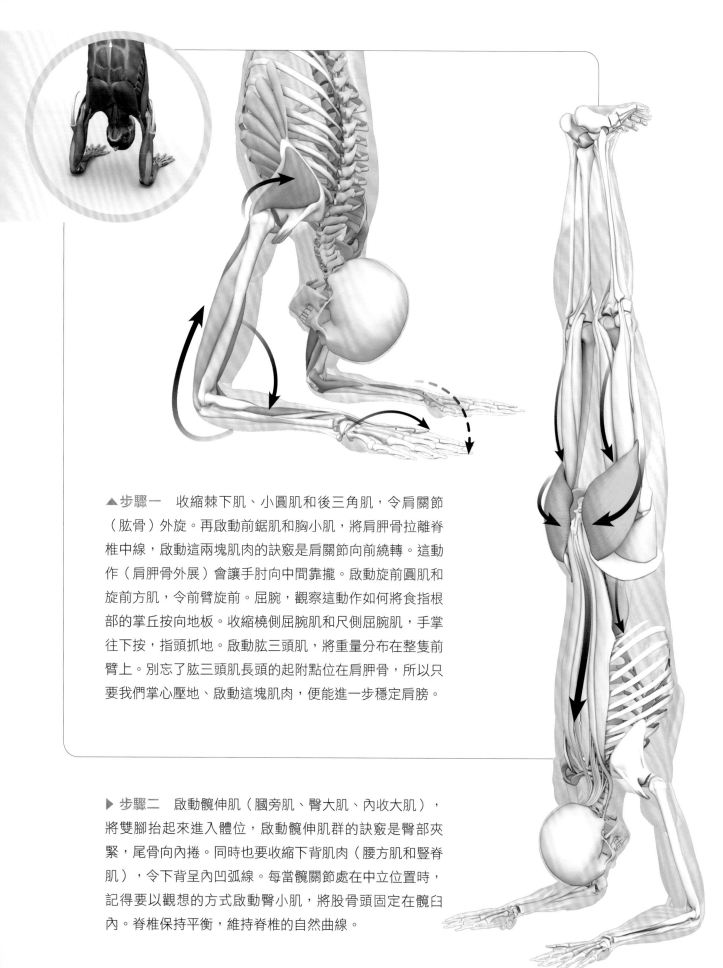

▲步驟一　收縮棘下肌、小圓肌和後三角肌，令肩關節（肱骨）外旋。再啟動前鋸肌和胸小肌，將肩胛骨拉離脊椎中線，啟動這兩塊肌肉的訣竅是肩關節向前繞轉。這動作（肩胛骨外展）會讓手肘向中間靠攏。啟動旋前圓肌和旋前方肌，令前臂旋前。屈腕，觀察這動作如何將食指根部的掌丘按向地板。收縮橈側屈腕肌和尺側屈腕肌，手掌往下按，指頭抓地。啟動肱三頭肌，將重量分布在整隻前臂上。別忘了肱三頭肌長頭的起附點位在肩胛骨，所以只要我們掌心壓地、啟動這塊肌肉，便能進一步穩定肩膀。

▶步驟二　啟動髖伸肌（膕旁肌、臀大肌、內收大肌），將雙腳抬起來進入體位，啟動髖伸肌群的訣竅是臀部夾緊，尾骨向內捲。同時也要收縮下背肌肉（腰方肌和豎脊肌），令下背呈內凹弧線。每當髖關節處在中立位置時，記得要以觀想的方式啟動臀小肌，將股骨頭固定在髖臼內。脊椎保持平衡，維持脊椎的自然曲線。

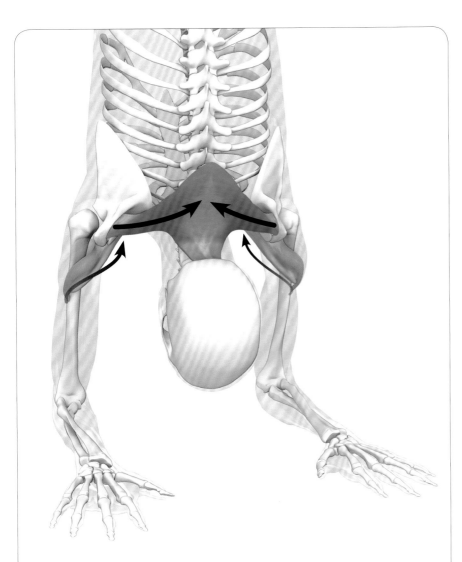

步驟三　從肩膀向下按，藉此將身體往上舉，這會啟動提肩胛肌、上斜方肌和前鋸肌。收縮這些肌肉時，記得要與步驟一所條列的肌肉一起啟動。

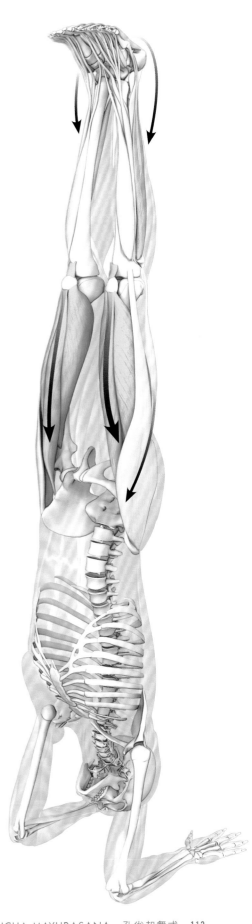

步驟四　啟動股四頭肌，膝關節打直。闊筋膜張肌是協同肌，可幫忙股四頭肌伸膝，並將大腿向內轉，轉到中立位置上，令膝蓋骨面向正前方。用伸趾長、短肌伸展腳趾頭，活化足弓。啟動小腿前側的脛前肌，令踝關節背屈，再收縮腓骨長、短肌，做足外翻的動作，打開腳底板。最後啟動脛後肌，在腳踝形成一股內翻的力量，以穩定踝關節。

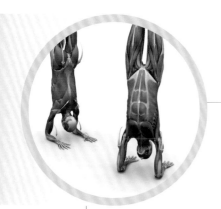

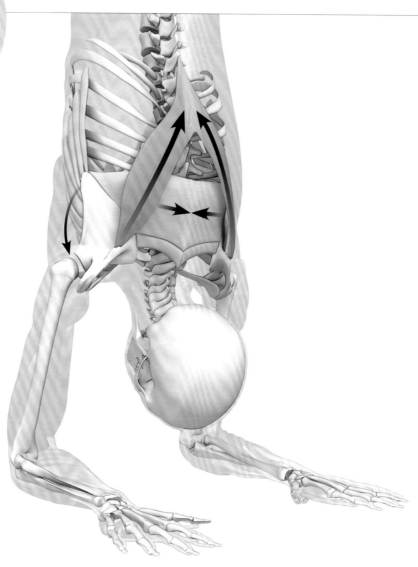

步驟五 在步驟三,我們用肩膀下壓的力量,將身體往上抬。可是我們不希望完成式出現聳肩的情形,所以要收縮下斜方肌,將肩膀往骨盆方向拉,以遠離脖子和耳朵。啟動菱形肌,試著將兩塊肩胛骨拉向正中線,接著再收縮前鋸肌,令前胸外擴。

步驟六　啟動腰肌及其協同肌肉（恥骨肌與內收長、短肌），以固定骨盆，啟動的訣竅是膝蓋併攏。避免軀幹和腳從手上方翻倒過去。啟動腹肌以穩定骨盆，並透過腹腔「氣囊」效應保護腰椎。

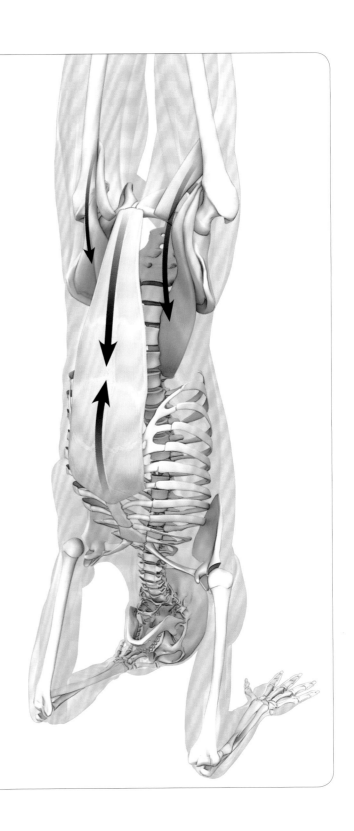

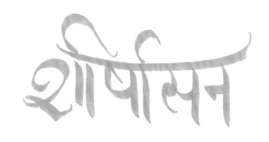

SIRSASANA
頭倒立

我們清醒的時間，不是坐著就是站著，多半採頭上腳下的姿勢。所以練習頭倒立，可翻轉、平衡這種慣性姿勢，從而影響生理運作。最明顯的例子是提高血液回流量（靜脈回流），使得心輸出量相應增加（至少能暫時增加）。倒立體位也會刺激主動脈及頸動脈內的壓力感受器，提高副交感神經輸出，降低心搏和血壓。此外，還會對充滿腦部的腦脊髓液產生若干影響，改善腦脊髓液循環，使得營養物質順利輸送到大腦。頭倒立對人體骨骼肌肉同樣助益良多，例如可強化脊側肌群（paraspinous muscles），改善脊柱的排列。

我們做頭倒立，重力方向必須跟脊柱的解剖軸保持平行，這樣身體重量才會被引導到肩膀，均勻分布在每一節脊椎和椎間盤。我們會在稍後的準備動作教你怎麼強化跟鍛鍊脊側肌群的「肌肉記憶」。等到身體準備充分，才正式練習頭倒立。

不過，練習頭倒立也潛藏著危險，頸椎有問題的人做這動作尤其危險，所以一定要在合格的瑜伽老師指導下練習。如果你選擇不做頭倒立，請翻到 169 頁的復原體位，參考那裡的替代動作，這些替代動作保有倒立體位一切好處，安全又有效。

重要關節擺位

- 肩關節屈曲、外旋
- 肘關節屈曲
- 前臂保持中立
- 腕關節屈曲
- 軀幹伸展

- 髖關節伸展、內收
- 膝關節伸展
- 腳踝關節保持中立或稍微蹠屈
- 足外翻
- 趾關節伸展

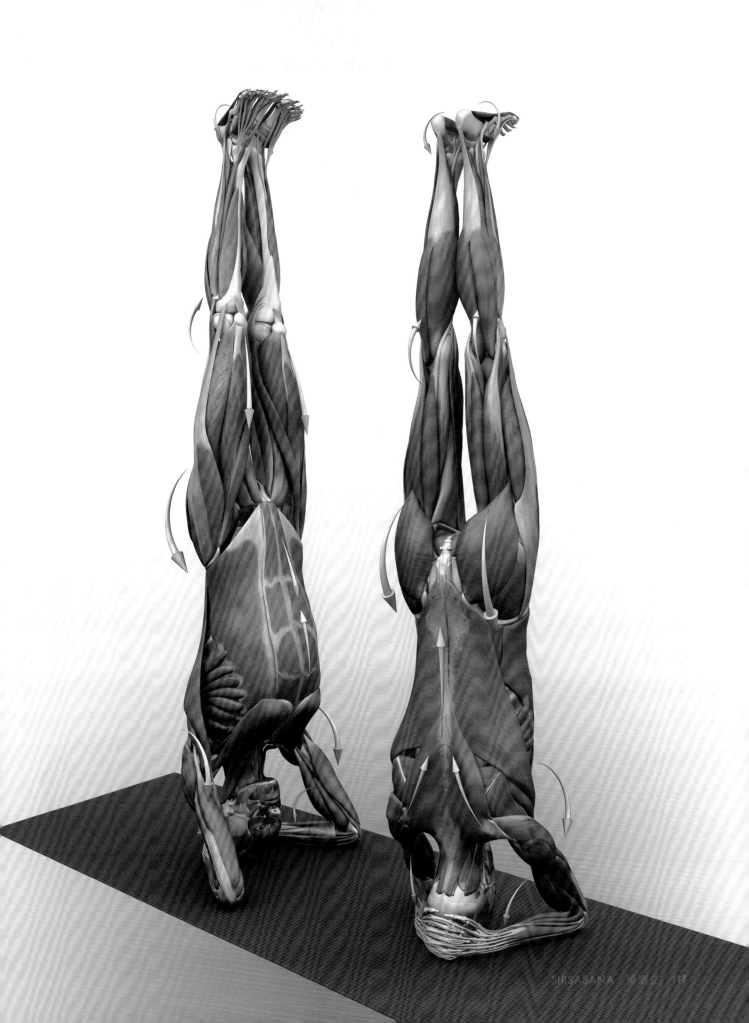

SIRSASANA

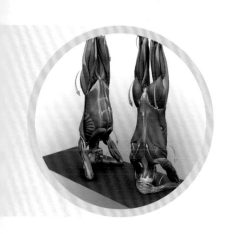

頭倒立的準備動作

先從強化跟鍛鍊脊柱四周的脊側肌群開始。盤腿而坐，脊椎挺直，將脊椎「安坐」（perch）於骨盆的正上方（參見本系列第二集《身體前彎及髖關節伸展瑜伽》簡易坐式）。接著如右頁右上圖所示，掌心貼在頭頂上，輕壓囟門，正對頭顱的正中央。頭部同時也要往上頂，力抗手心下壓的力量。上頂的力量必須從骨盆開始發動，沿著挺立的脊椎直貫而上，動作維持兩到三個呼吸。最後將雙手放回膝蓋上，體會脊椎輕盈的感覺。同樣動作重複一到兩次。

接著，雙手十指交扣，掌心抱住後腦杓，頭心頂地，對準剛才按壓的囟門。將身體大部分的重量都移到前臂和肩膀上，頭頂只是輕輕按壓瑜伽墊。維持兩到三個呼吸，接著解開動作。這動作重複一到兩次，每次再給頭部增加一點重量，鍛鍊脊側肌群，重量多半還是落在前臂和肩膀上。

一開始先靠牆練習。頭部和前臂依照剛才的方式放在地板上。將膝蓋移到胸部的正前方（右頁左下圖），接著雙腳往上翻，腳掌平貼牆壁上（右頁中下圖），前臂跟肩膀要出力，將身體往上舉。骨盆跟肩膀呈一直線，在此停留幾個呼吸，接著雙腳回到地板上，進入嬰兒式休息。如此重複幾次，等到身體準備好，膝關節打直，身體伸展進入完成式。若頸部感覺疼痛，或手部胳臂有麻麻的感覺，立刻退出倒立動作，停止練習。

鍛鍊脊側肌群需要時間，這點千萬要記住。請用這裡所介紹的簡易坐及半頭倒立來鍛鍊脊側肌群，等到肌肉強韌有力，才進入完成式。做完頭倒立或別的倒立動作，不可馬上站立，否則會出現暈眩的現象。身體直立之前，必須先做個過渡動作（如嬰兒式或站立前彎），直到心血管重新適應，才慢慢站起來。

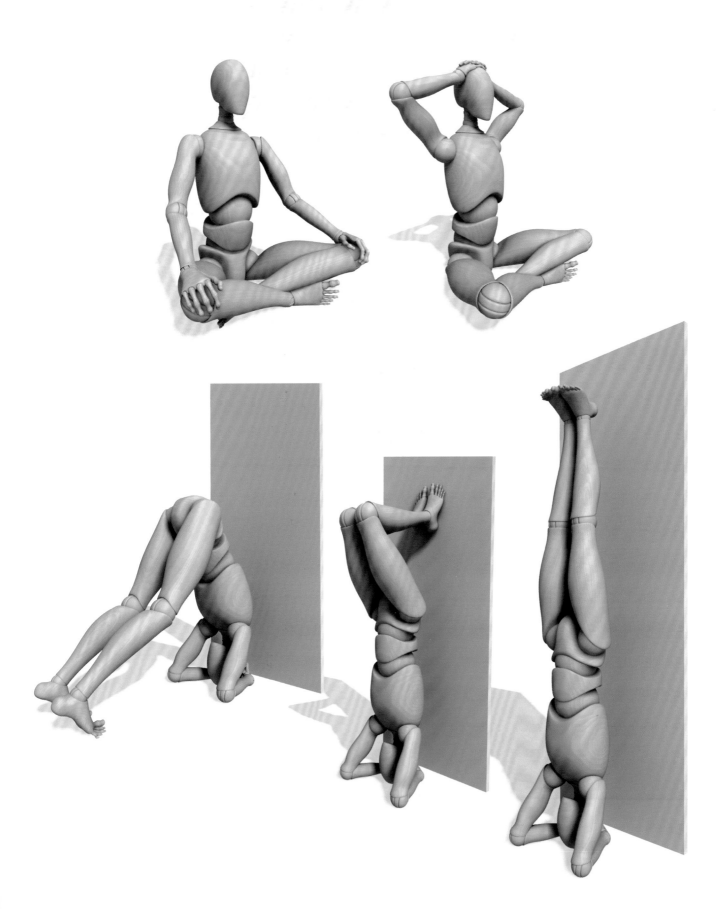

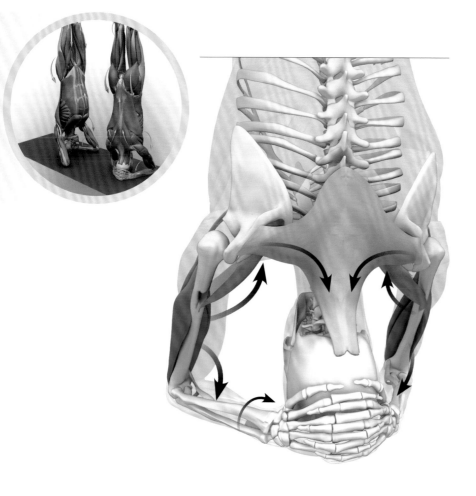

步驟一　脊椎要在肩膀的正上方，連成垂直線。一開始先啟動上斜方肌，從肩膀往下壓。但隨著我們一步步深入體位後，上斜方肌必須慢慢鬆開，並將肩膀拉離耳朵。收縮前三角肌，好像要將手臂舉到你前面。接著，啟動肱三頭肌，嘗試打直肘關節，這動作會把前臂壓向瑜伽墊。前臂旋前，用食指根部的掌丘按壓後腦杓。不過我們到了步驟二就必須共同啟動前臂的旋後肌，以平衡旋前的力道，使腕關節保持中立。

步驟二　肘關節屈曲，以抗衡步驟一肱三頭肌的動作。在這裡，肱三頭肌的動作是主動作，肱二頭肌和肱肌只是扮演穩定的角色。此外，肘關節屈曲（肱二頭肌和肱肌的動作），肩膀才會跟頸椎對齊，重心保持在頭部的正上方。肘關節必須適度屈曲，否則前臂壓得太用力（也就是收縮肱三頭肌），重量會偏移到手肘的正上方。重量偏移會產生後遺症，因為我們為了維持身體挺立，會不自覺啟動頸伸肌，以平衡重量前移的情況。因此要用手掌外側的小指頭去按壓頭骨，藉此啟動肱二頭肌和旋後肌，以平衡旋前肌的動作（步驟一）。這樣，腕關節才會保持中立。

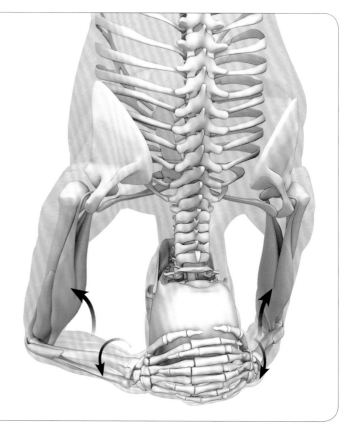

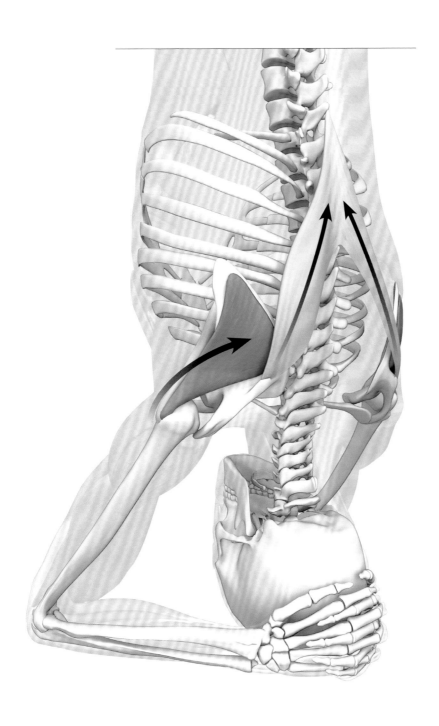

步驟三　收縮棘下肌和小圓肌（皆屬肩旋轉袖），以外旋
上臂骨（肱骨），使肱骨穩定地卡在肩盂內。收縮下斜方
肌，把肩膀拉離耳朵，釋放頸椎。

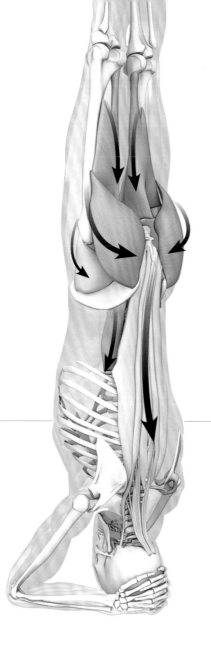

步驟四 將臀大肌和內收大肌的動作結合起來，以伸展髖關節。啟動這兩塊肌肉的訣竅是臀部稍微夾緊，膝蓋併攏。以觀想的方式啟動臀小肌，使股骨固定在髖臼內。啟動豎脊肌和腰方肌，稍微內凹下背。到了步驟五再啟動腹直肌和腰肌，以平衡跟穩定這動作。

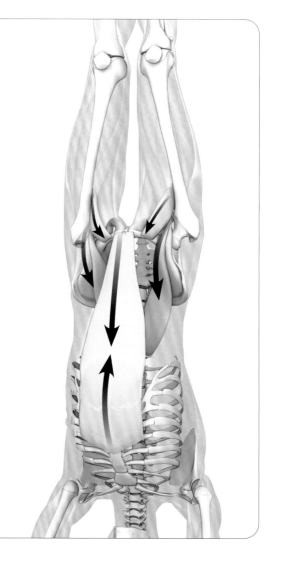

步驟五 若是過度用力啟動臀大肌，容易造成前凸後翹的搖擺背（sway back）姿勢。所以要啟動骨盆前側的腰肌和恥骨肌，將大腿（髖部）帶回中立的位置。稍微收縮股直肌，以穩定腹部。這兩個動作會修正腰椎過度前推的情形。

▼ 步驟七　啟動小腿外側的腓骨肌群，以形成足外翻。但為了平衡足外翻，我們必須再收縮脛後肌，在腳踝創造一個內翻的力道，以穩定踝關節。最後，啟動脛前肌和趾伸肌，將足背拉向小腿，腳底向上打開。打開腳底板，可刺激腳底的小脈輪。

▶ 步驟六　啟動股四頭肌，以打直膝關節。當我們收縮臀大肌做髖伸動作時，大腿容易向外轉，膝蓋骨面朝外。所以要啟動闊筋膜張肌和臀中肌，將大腿轉回中立的位置，這兩塊肌肉的訣竅是想像你用腳掌外緣去頂住一塊固定物，啟動外展纖維的同時，也將大腿向內轉（闊筋膜張肌和臀中肌是髖內旋肌）。雙腿不會真的張開，但外旋的情形卻被大腿向內轉的動作給化解掉，膝蓋骨轉向正前方。若訓練這動作，雙腿可以用繩子綁緊後，再試著張開。

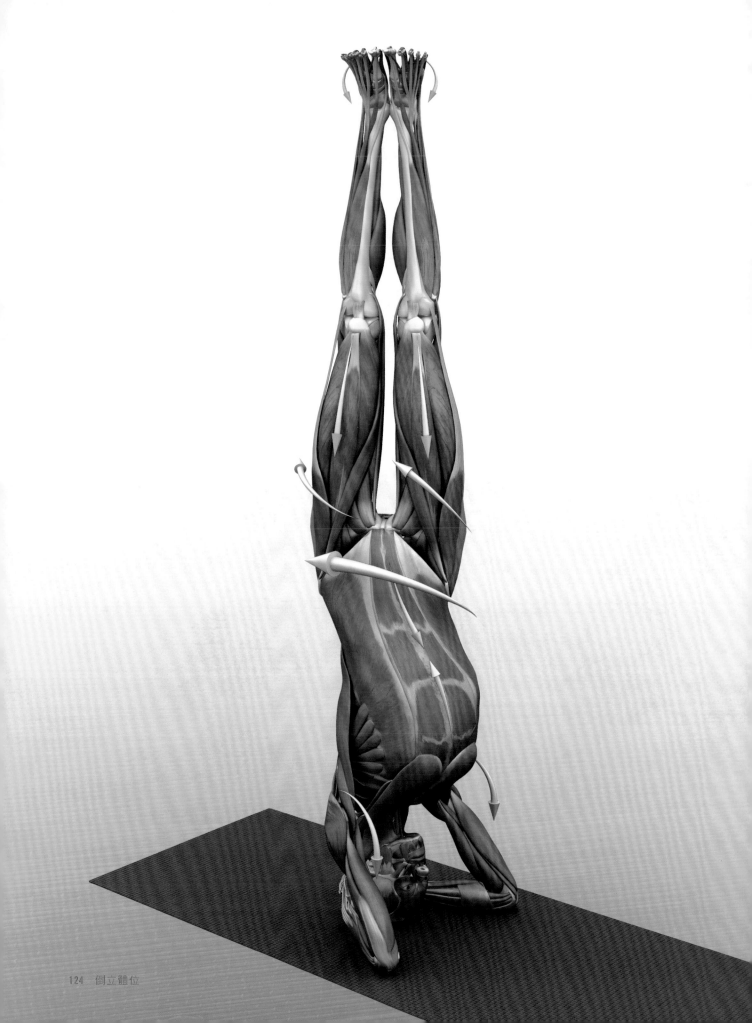

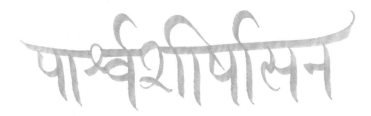

PARSVA SIRSASANA
扭轉頭倒立

扭轉頭倒立，顧名思義就是扭轉版本的頭倒立。凡是倒立體位有的好處，像是有益心血管系統（促進靜脈回流、提高心輸出量、降低心搏和血壓）、提高腦脊髓液沖刷效果，這些扭轉頭倒立統統都有。而軀幹扭轉成螺旋形狀，可激發內在活力（kriya），擴增腦脊髓液沖刷效應，經由排毒器官排出毒素。排毒器官包括肝臟或脾臟，還有消化器官的淋巴系統，這些排毒器官會將毒素排到心血管系統的靜脈內，最後經由腎臟、肺臟、皮膚排出體外。扭轉頭倒立既是扭轉體位，也是倒立體位。就如所有扭轉體位，必須將肩胛帶轉向一方，再將骨盆帶轉向另一方。也如同所有倒立體位，利用頭部跟頸部來承受部分身體重量。頸椎轉動時，如果又施加外力壓迫，其實非常危險，會帶給椎體之間的椎間盤及小面關節太多壓力。有基於此，頸椎應該保持靈活，可自由活動，維持自然曲度，對頭部僅能施加最小壓力。身體重量應該大部分放在肩膀上，頸部保持放鬆。

此外，我們也必須徹底掌握肩胛帶和骨盆帶的生物力學原理，才有辦法取得修習這個體位的最大好處。當你轉動骨盆時，力量經過軀幹傳導過去，肩膀通常也被轉到同一方向。這情況其實很危險，會對頸椎造成扭轉壓迫。所以我們必須用肩膀去抵抗骨盆扭轉的力道，讓脖子維持中立，保持放鬆。所以，後續的解說步驟會教你怎麼啟動肌肉，以達成上述目標。

重要關節擺位

- 肩關節屈曲、外旋
- 肘關節屈曲
- 前臂保持中立
- 腕關節屈曲
- 軀幹伸展、旋轉

- 髖關節伸展、內收
- 膝關節伸展
- 踝關節保持中立或稍微蹠屈
- 足外翻
- 趾關節伸展

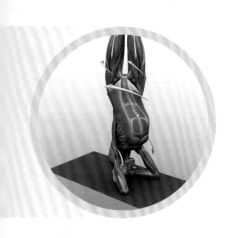

扭轉頭倒立的準備動作

先按照頭倒立的準備動作練習。軀幹則以下圖的椅子扭轉作準備。初始階段先靠牆練習。手臂往下壓,穩定支撐的基座,避免重量落在頸椎上。接著雙腳往上舉,進入頭倒立。

然後轉動身體,髖側及大腿的側面仍貼在牆壁上。不過,我們轉動身體,卻容易出現一邊的肩膀向後轉、另一邊的肩膀卻跟著同一邊的髖部向前轉。因此,要用後面的解說步驟阻止肩膀轉動。頸部維持中立,保持放鬆,身體慢慢轉正,回到頭倒立。最後,雙腳小心回到地板上,在嬰兒式休息片刻。

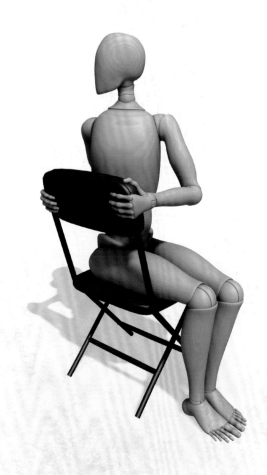

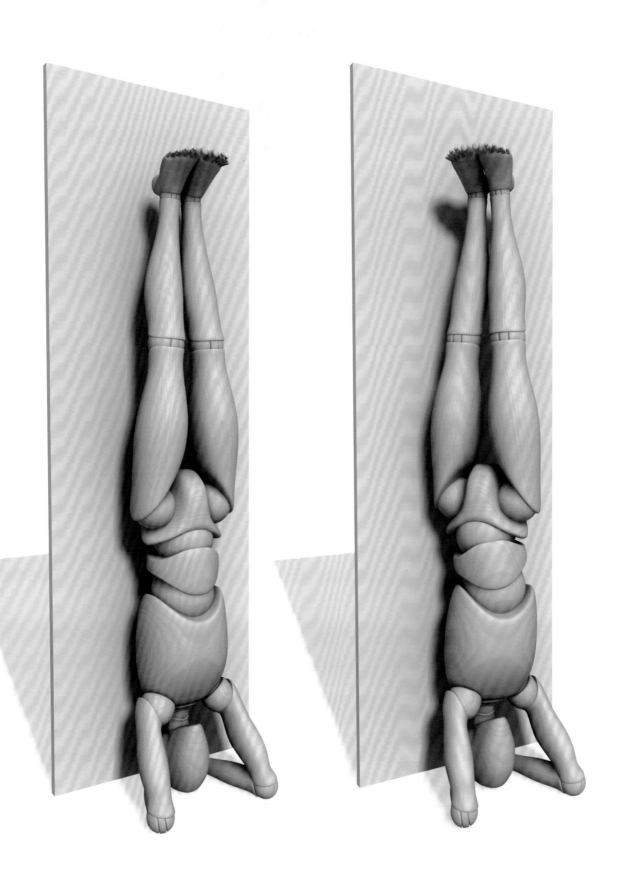

PARSVA SIRSASANA 扭轉頭倒立 127

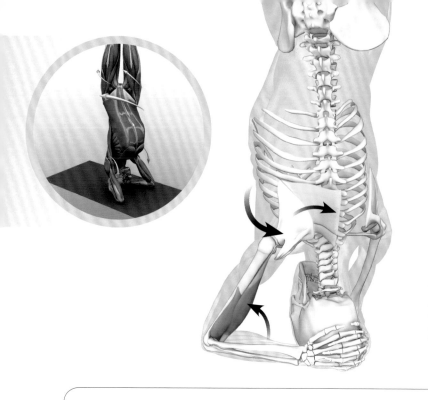

步驟一　下半身扭轉時，你要轉離的那一側的肩膀很容易跟著往前跑。為了解決這問題，我們要啟動大、小菱形肌，將該側的肩胛骨向後拉、往正中線靠攏。收縮肱二頭肌和肱肌，以屈曲肘關節。由於前臂固定在墊上，因此這動作最終會把肩膀向後拉。

啟動前臂的旋後肌，用手掌（以靠近小指那一側為主）按壓頭顱。肱二頭肌也會協助前臂旋後。我們在步驟二會講解如何平衡旋後的動作。

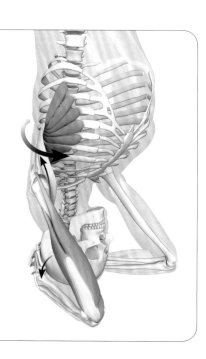

步驟二　接著看對側肩關節的動作，對側肩膀很容易隨著下半身轉動而向後移。為了抗衡後移的力道，我們必須啟動前鋸肌，將肩胛骨往前拉。小圓肌是協同肌，會幫忙前鋸肌將肩胛骨的外緣拉向前。啟動前鋸肌和小圓肌的訣竅是想像伸手推牆壁，體會肩胛骨從後面移到前面的感覺。最後，啟動肱三頭肌，肘關節試著打直，前臂往下壓。

收縮前臂的旋前圓肌和旋前方肌肉，用食指根部的掌丘按壓後腦杓。這個旋前的動作，可平衡步驟二旋後的動作，穩定腕關節。

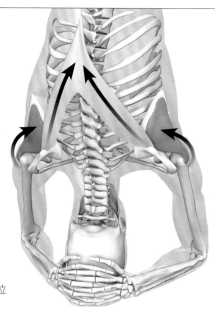

步驟三　收縮棘下肌和小圓肌，以外旋上臂骨。後三角肌可幫忙外旋。最後如左圖所示，啟動下斜方肌，把肩胛帶往骨盆方向拉，令肩膀遠離耳朵，釋放頸部。

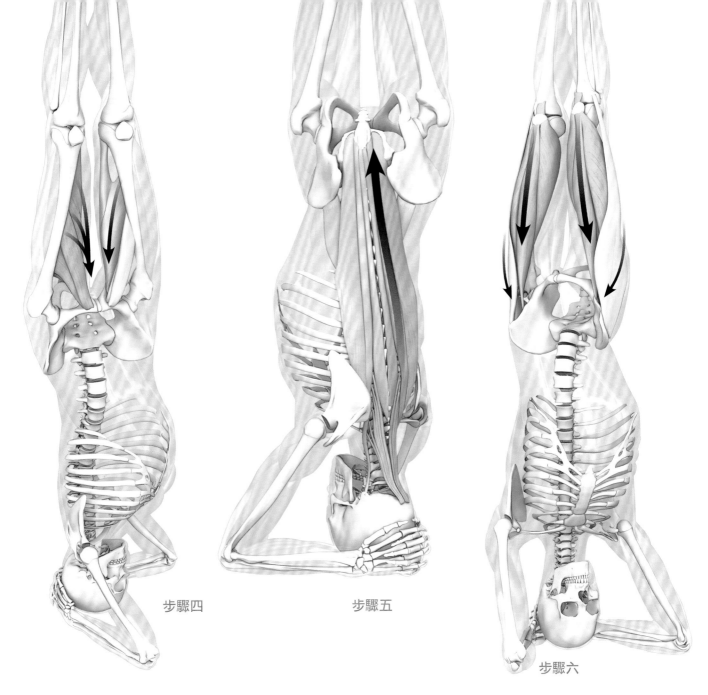

步驟四　　收縮大腿內側的內收肌群，啟動訣竅是雙膝夾緊。特別是主導扭轉的那一側，要更用力啟動該側大腿的內收肌群。雙膝夾緊，可協助扭轉下半身。

步驟五　　現在看身體要轉往的那一側，收縮該側豎脊肌和腰方肌，下背微微內凹，以強化身體轉動的幅度。至於對側背部（身體要轉離的那一側）則處於伸展狀態。

步驟六　　收縮股四頭肌，以打直膝關節。闊筋膜張肌是協同肌，可協助股四頭肌伸膝，穩定膝關節，並跟臀中肌聯手一起內旋大腿。啟動闊筋膜張肌和臀中肌的訣竅是，想像你做頭倒立，然後用腳掌外緣。由於有內收肌群牽制（步驟四），大腿實際上不會外展到旁邊，不過闊筋膜張肌和臀中肌一緊縮，可刺激其內旋纖維，將大腿轉回中立姿勢。

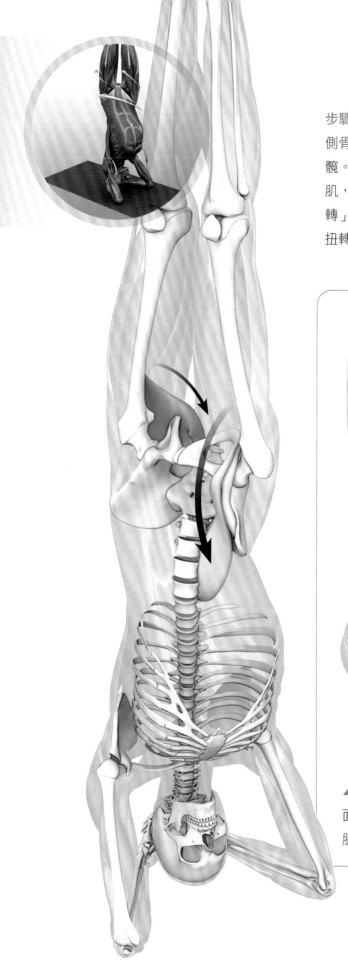

步驟七　收束骨盆核心。收縮腰肌（主導扭轉的那一側），將同側骨盆往前拉。啟動這塊腰肌的訣竅是，從大腿頂端部位些微屈髖。接著看對側骨盆動作，對側臀部肌肉要夾緊，藉此啟動臀大肌，捲尾骨，下背前推。啟動這兩塊肌肉，可在骨盆處形成「擰轉」或「螺旋」效果，擰緊薦髂韌帶，提高動作的穩定性，加深扭轉幅度。

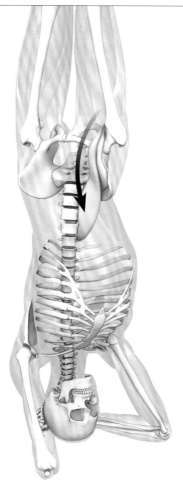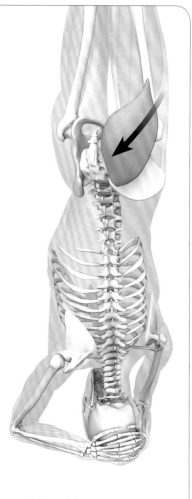

▲這是一張骨盆鎖印的正面特寫，由主導扭轉的腰肌所創造。

▲這張後視圖則從另一個角度呈現收縮臀大肌如何創造鎖印。

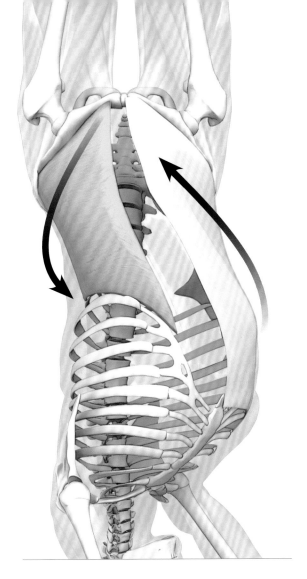

▲**步驟八** 扭轉動作由上往下，進入軀幹。收緊腹斜肌，以形成扭轉動作。啟動這些肌肉，除了轉動身體，還可提高腹腔壓力，產生「氣囊」效應，提高腰椎的穩定度。

▶ **總結** 扭轉頭倒立可拉長脊椎旋轉肌和豎脊肌，還有腹橫肌和腹斜肌。

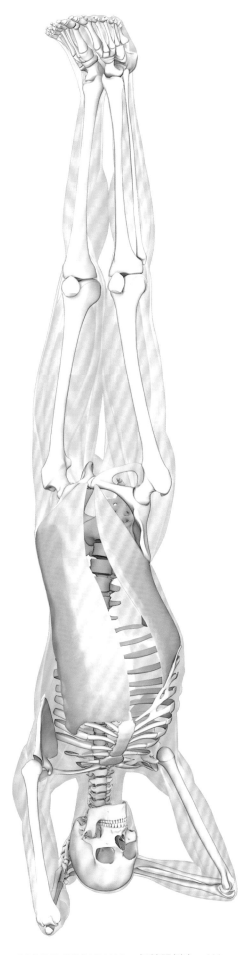

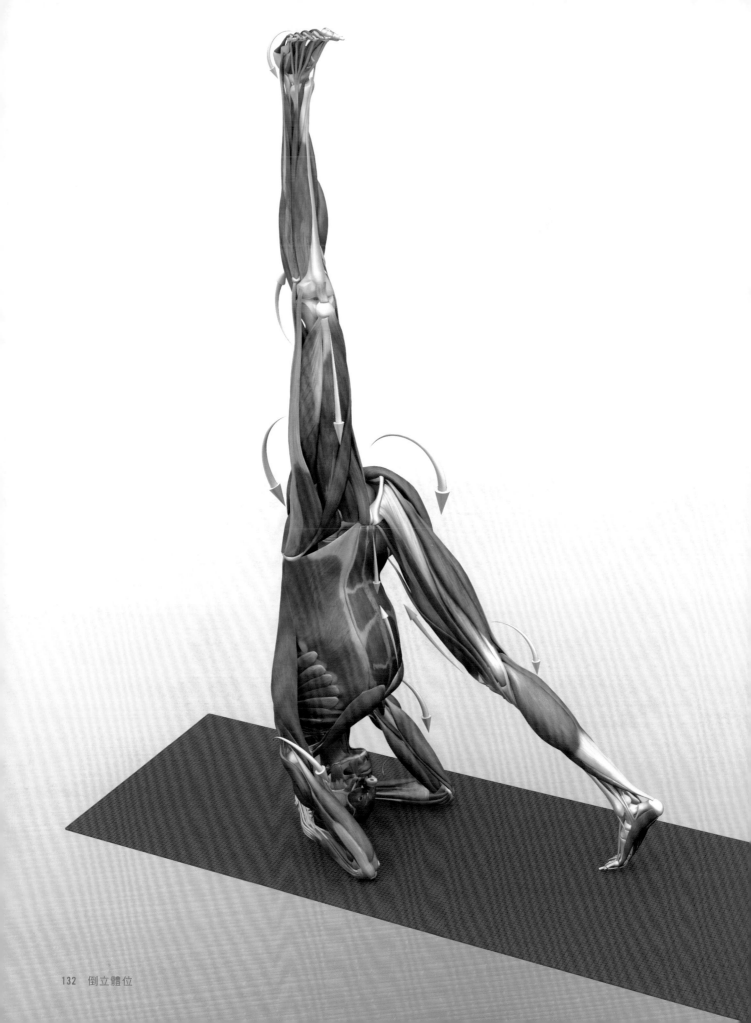

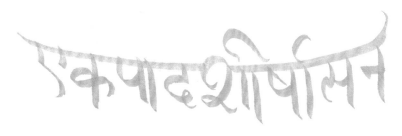

EKA PADA
SIRSASANA
單腿頭倒立

單腿頭倒立結合的倒立體位，是能伸展到往前著地的那條腿後側肌群（腓腸肌、膕旁肌、臀肌）。也因此，單腿頭倒立總共有三個重點動作：倒立、一腿下到地板上、一腿停留半空中。軀幹動作也很重要，當我們把一隻腳放在地板上時，同側的上半身和髖關節很容易坍塌。為了解決這問題，必須啟動對側軀幹的肌肉，將縮短、坍塌的那一側伸展開。

接著，要結合兩腿的動作。共同啟動骨盆的核心肌群，一是屈髖側（下方腿）的腰肌，一是上抬腿的臀部肌肉。兩個動作結合起來，便能在骨盆處形成鎖印，撐緊薦髂韌帶，提高體位的穩定度。

最後來到頭部平衡（approach this head balance），身體重量才會經由脊柱反彈向上，令脊椎保有自然曲線。機械軸（重力的方向）必須跟脊柱的解剖軸平行。用力啟動臀部肌肉和下背肌肉，避免身體往前倒。更要避免用脖子試圖將身體拉向前，否則頸部會受傷。我們應該啟動肩胛帶的肌肉，用前臂側面向下按壓瑜伽墊，以支撐身體的重量，脖子毋須承重，應保持靈活。解開體位時，要用肩膀和手臂穩定支撐身體。

重要關節擺位

- 肩關節屈曲、外旋
- 肘關節屈曲
- 前臂保持中立
- 腕關節屈曲
- 軀幹伸展
- 上抬腿髖關節伸展、內收、內旋

- 下方腿髖關節屈曲
- 膝關節伸展
- 上抬腿踝關節保持中立或稍微蹠屈
- 下方腿踝關節背屈
- 足外翻
- 趾關節伸展

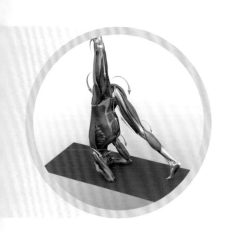

單腿頭倒立的準備動作

正式練習單腿頭倒立之前,我們可做手臂反轉祈禱式(參見本系列第一集《瑜伽墊上解剖書》)和猴神哈努曼式(或兩者的變化式),伸展膕旁肌、臀肌、髖屈肌。多練習腰肌喚醒系列動作[1],學習有意識地控制核心骨盆肌肉組織(如腰肌和臀肌)。

先將頭倒立的準備動作做過一遍,等你在頭倒立覺得很舒服,再嘗試其他變化動作(如單腿頭倒立)。剛開始練習時,腳只須降一半,先用牆壁或椅子支撐你的腳(右頁左上圖和中圖)。往後再把腳的高度一次降低一點,直到腳下到地板為止。若想換邊做,必須先回到頭倒立,接著才換另一隻腳下到地板上。解開動作同樣要回到頭倒立,然後將兩隻腿小心降到地板上,在嬰兒式休息片刻,讓心血管系統重新適應頭上腳下的姿勢,最後才站起來。

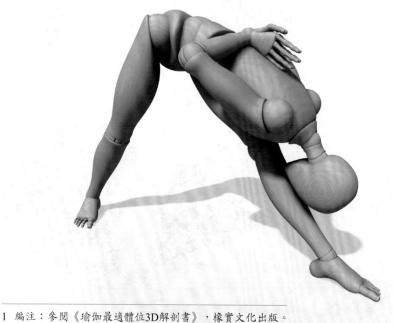

---

1 編注:參閱《瑜伽最適體位3D解剖書》,橡實文化出版。

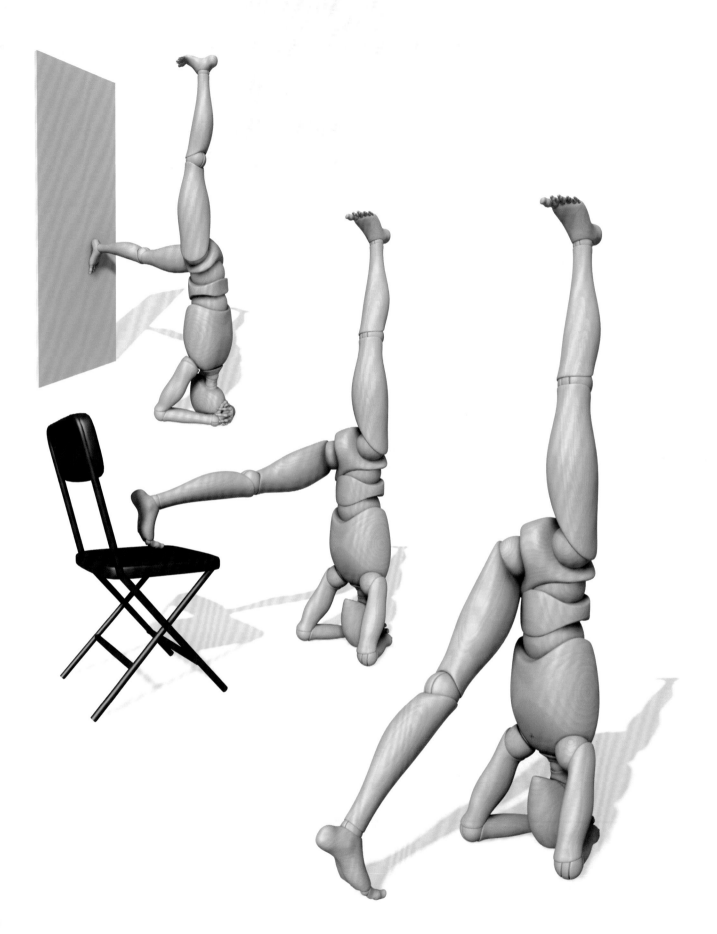

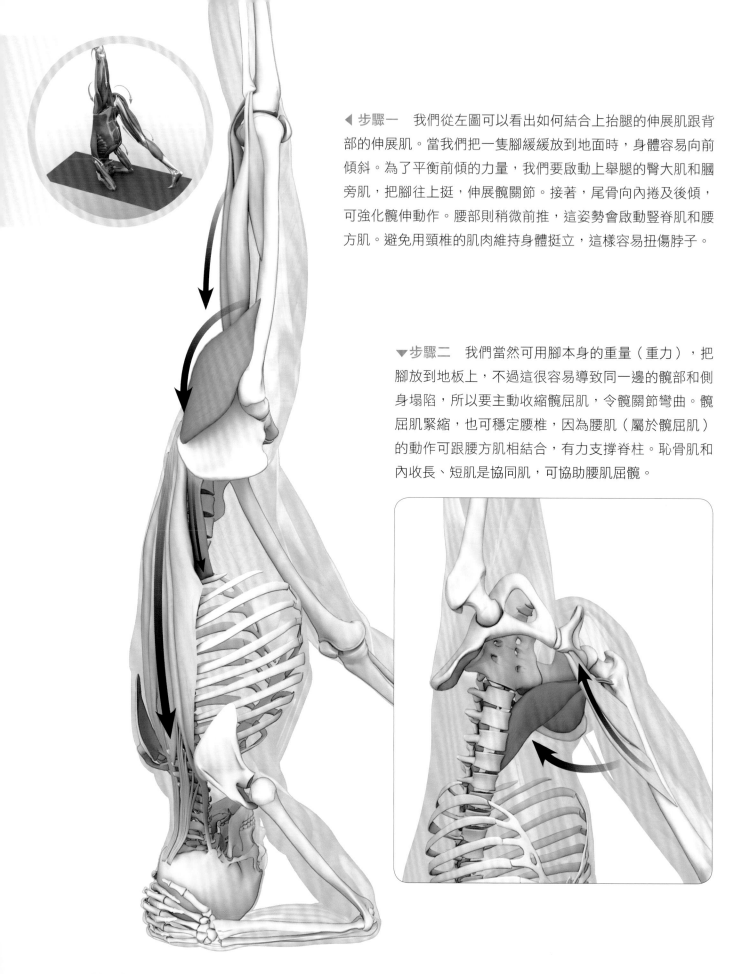

▶ 步驟一　我們從左圖可以看出如何結合上抬腿的伸展肌跟背部的伸展肌。當我們把一隻腳緩緩放到地面時，身體容易向前傾斜。為了平衡前傾的力量，我們要啟動上舉腿的臀大肌和膕旁肌，把腳往上挺，伸展髖關節。接著，尾骨向內捲及後傾，可強化髖伸動作。腰部則稍微前推，這姿勢會啟動豎脊肌和腰方肌。避免用頸椎的肌肉維持身體挺立，這樣容易扭傷脖子。

▼ 步驟二　我們當然可用腳本身的重量（重力），把腳放到地板上，不過這很容易導致同一邊的髖部和側身塌陷，所以要主動收縮髖屈肌，令髖關節彎曲。髖屈肌緊縮，也可穩定腰椎，因為腰肌（屬於髖屈肌）的動作可跟腰方肌相結合，有力支撐脊柱。恥骨肌和內收長、短肌是協同肌，可協助腰肌屈髖。

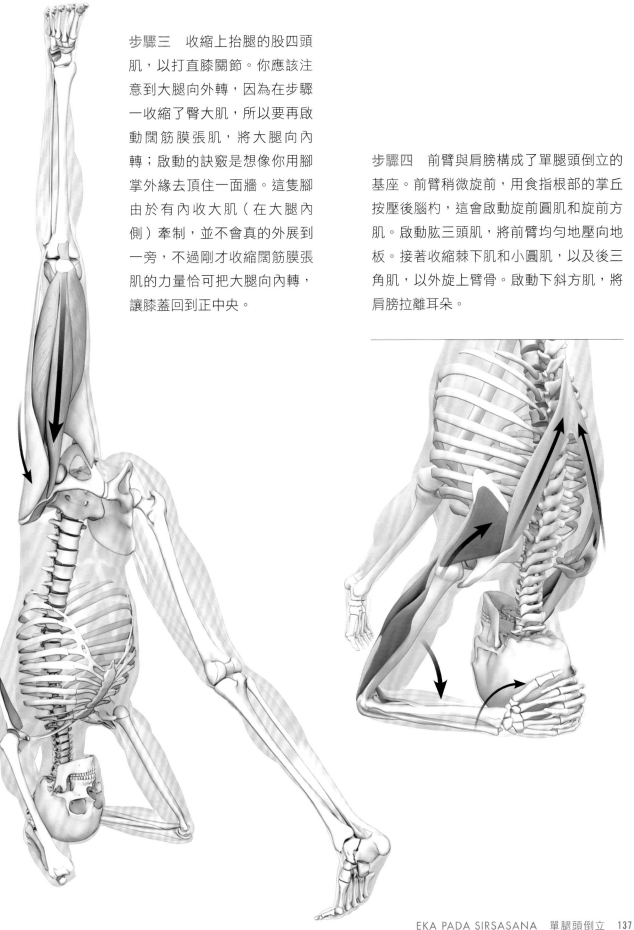

步驟三　收縮上抬腿的股四頭肌，以打直膝關節。你應該注意到大腿向外轉，因為在步驟一收縮了臀大肌，所以要再啟動闊筋膜張肌，將大腿向內轉；啟動的訣竅是想像你用腳掌外緣去頂住一面牆。這隻腳由於有內收大肌（在大腿內側）牽制，並不會真的外展到一旁，不過剛才收縮闊筋膜張肌的力量恰可把大腿向內轉，讓膝蓋回到正中央。

步驟四　前臂與肩膀構成了單腿頭倒立的基座。前臂稍微旋前，用食指根部的掌丘按壓後腦杓，這會啟動旋前圓肌和旋前方肌。啟動肱三頭肌，將前臂均勻地壓向地板。接著收縮棘下肌和小圓肌，以及後三角肌，以外旋上臂骨。啟動下斜方肌，將肩膀拉離耳朵。

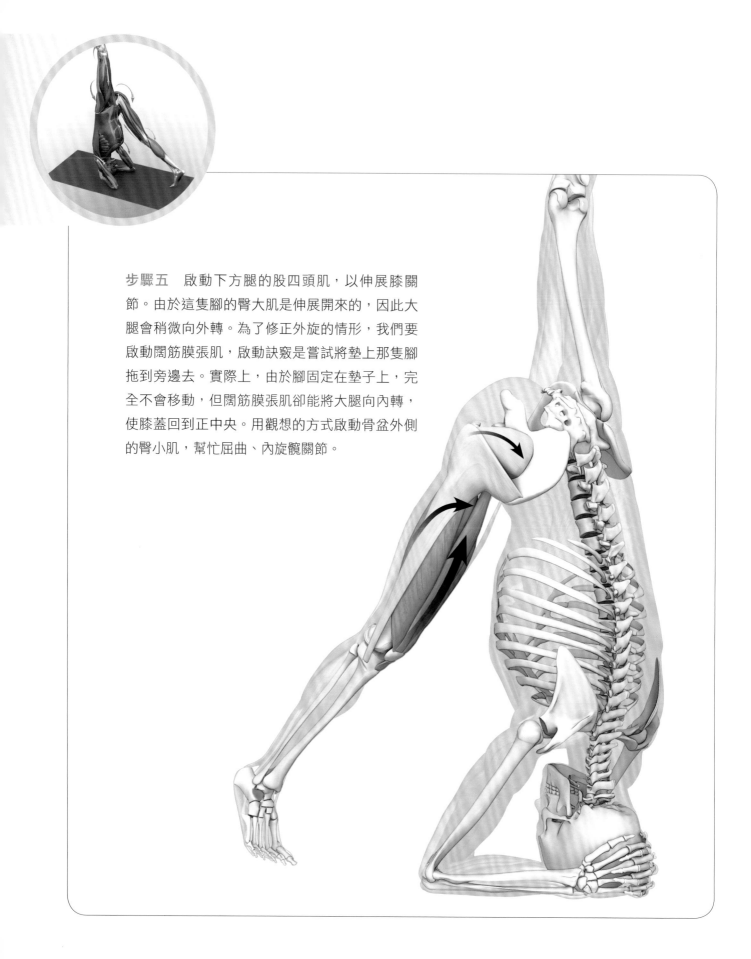

步驟五　啟動下方腿的股四頭肌，以伸展膝關節。由於這隻腳的臀大肌是伸展開來的，因此大腿會稍微向外轉。為了修正外旋的情形，我們要啟動闊筋膜張肌，啟動訣竅是嘗試將墊上那隻腳拖到旁邊去。實際上，由於腳固定在墊子上，完全不會移動，但闊筋膜張肌卻能將大腿向內轉，使膝蓋回到正中央。用觀想的方式啟動骨盆外側的臀小肌，幫忙屈曲、內旋髖關節。

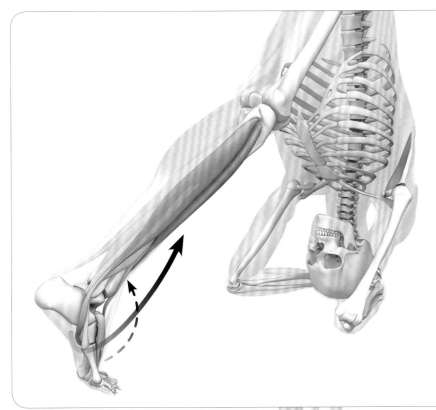

步驟六　啟動腓骨長、短肌，以形成足外翻，收縮脛前肌，令踝關節背屈（將足背拉向小腿）。啟動脛後肌，在腳踝創造內翻的力道，以平衡前面的動作。兩個動作一結合，可活化足弓，穩固踝關節。

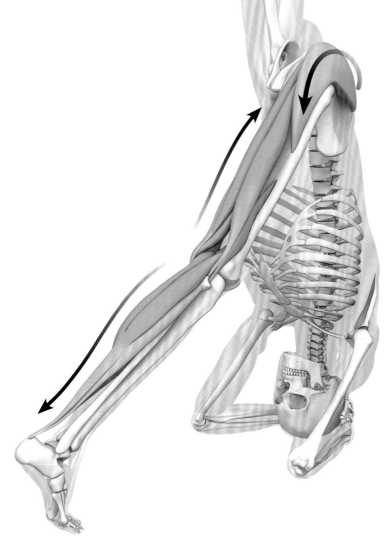

總結　單腿頭倒立可鍛鍊平衡感，層次比單純頭倒立還要深。做完單腿頭倒立以後，請你再回頭做頭倒立，觀察現在雙腳挺立在半空中的感覺有何不同。腳放在地面上，可伸展腓腸肌／比目魚肌、膕旁肌、臀大肌。下方腿側的豎脊肌和腰方肌也會被拉長。

SALAMBA SARVANGASANA

支撐肩立式

支撐肩立式是本書介紹的第一個肩立動作。我們做頭倒立，肩關節要前屈，可是做肩立動作，肩關節則要伸展，用雙手支撐背部，頸椎屈曲。支撐肩立式跟其他體位一樣，由若干次要動作所構成：倒立、肩伸、開胸。記住，重量不可放在脖子上。身體稍微向後靠，用雙手和手肘承接背部，重量均勻分布於肩膀及上臂，脖子完全沒有壓力。與此同時，還要啟動肱二頭肌，手往背部按壓，將胸部打開，開胸動作雖然不明顯，不過卻是練習支撐肩立式最大益處之一。我們知道倒立體位對身體有好處，這些好處，肩立動作同樣都有，包括：促進靜脈回流、提高心輸出量、活絡副交感神經（有助降低心搏和血壓）。

重要關節擺位

- 肩關節伸展、外旋
- 肘關節屈曲
- 前臂旋後
- 軀幹伸展
- 頸椎屈曲
- 髖關節伸展、內收
- 膝關節伸展
- 踝關節保持中立或蹠屈
- 足外翻
- 趾關節伸展（大拇趾可屈曲）

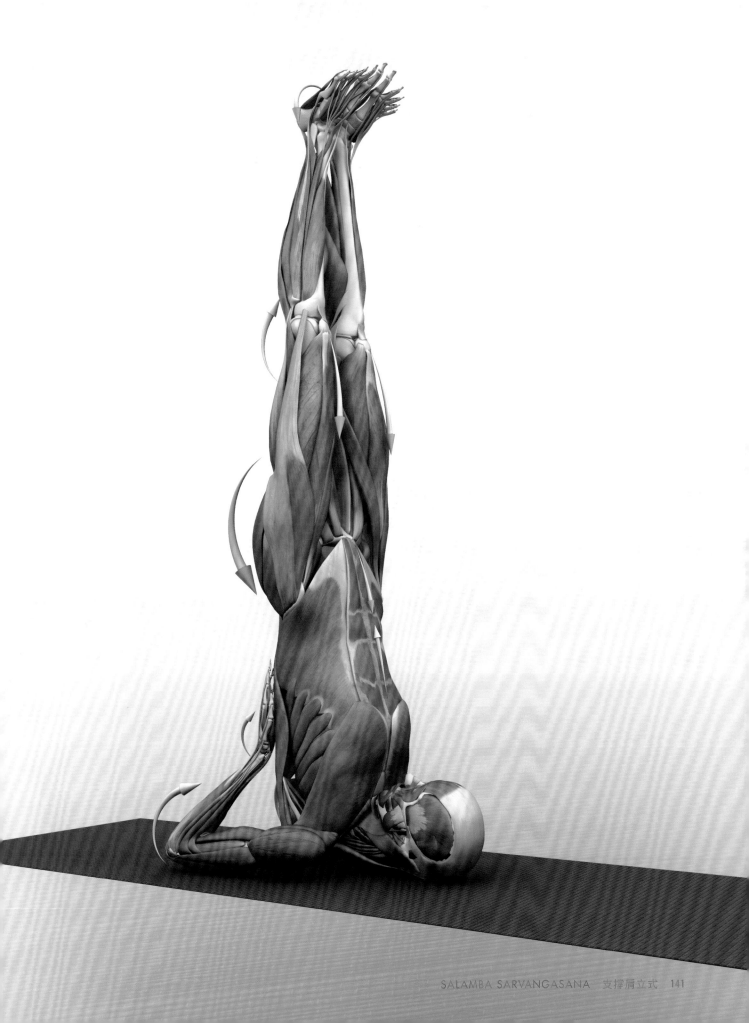

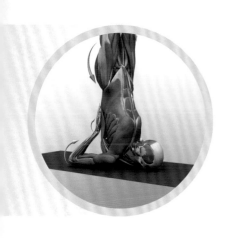

支撐肩立式的準備動作

先以右下圖的動作，伸展胸、臂前側的肩屈肌，其實我們在反向棒式（參見本系列第三集《身體後彎與扭轉瑜伽》），同樣也用這動作做肩屈肌的誘發式伸展。

接著做這動作的支撐變化式，將一張椅子靠牆，肩膀下面墊張毯子或瑜伽磚（右頁上圖）。一開始，腳掌平貼牆壁上，雙手握住椅子後腳，訓練開胸動作。接著腳掌離開牆壁，大腿向上伸直。可將這幾個肩立變化式跟其他修復動作結合起來，如橋式和雙腳靠牆倒立式。

等到要離開牆壁或移開輔具，你可以用滾背方式或從犁鋤式（左下圖），把膝蓋拉到胸口。大腿向上伸展，身體斜靠在手掌上。你也可以用瑜伽帶將雙腳綁在一起。趾關節伸展，踝關節外翻，腳底板向上打開。

解開動作時，雙手要把身體撐穩。將身體翻過來，像把捲曲的身體攤開一樣，直到背部完全貼地，在此停留一陣子，讓心血管系統重新調整。

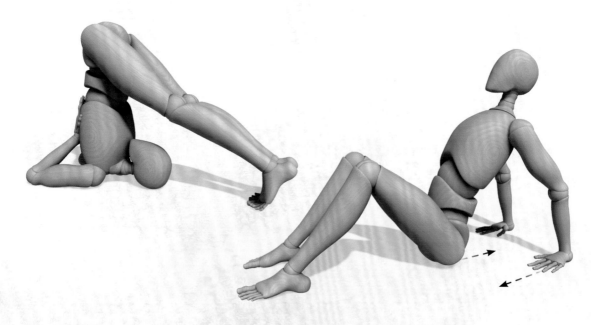

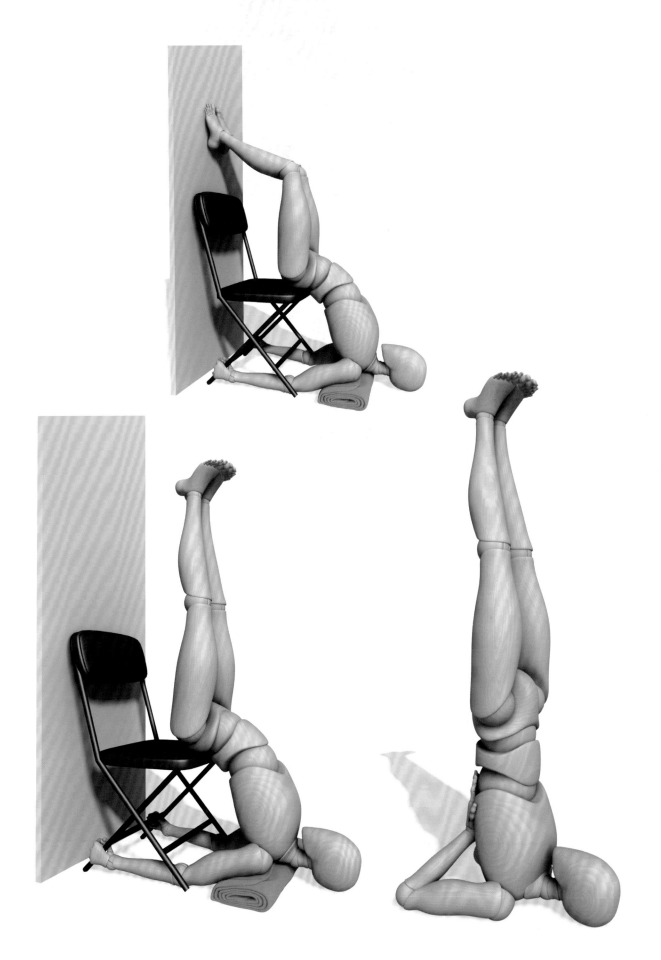

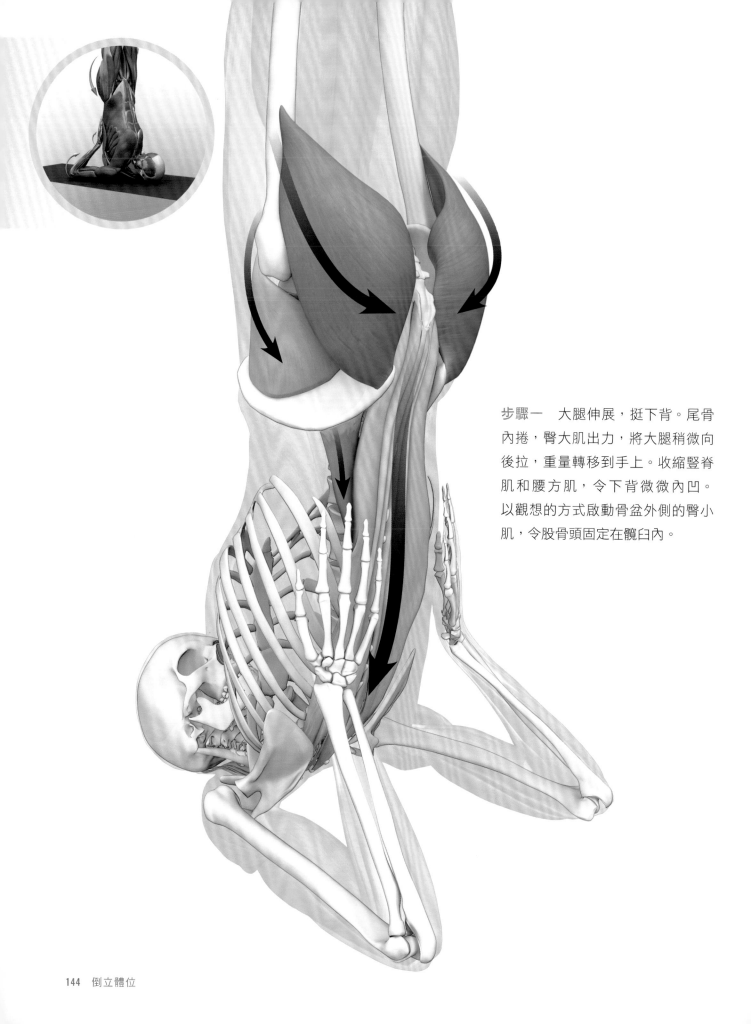

步驟一　大腿伸展，挺下背。尾骨內捲，臀大肌出力，將大腿稍微向後拉，重量轉移到手上。收縮豎脊肌和腰方肌，令下背微微內凹。以觀想的方式啟動骨盆外側的臀小肌，令股骨頭固定在髖臼內。

步驟二　肘關節屈曲，用掌心推後背。身體斜靠在手掌上，再啟動肱二頭肌和肱肌，以穩定支撐身體重量，令胸部向前擴展，這是整個體位最關鍵的動作。啟動後三角肌，將上臂背面壓向地板，這動作可幫忙伸展前胸肌肉，並觸發交互抑制作用，令前三角肌放鬆。小圓肌是協同肌，可協助後三角肌將上臂壓向地板。啟動棘下肌和小圓肌（屬肩旋轉袖），令肩關節外旋，後三角肌也可幫忙外旋肩膀。接著，再啟動前臂的旋後肌，用手掌外緣去按壓背部。由於肱二頭肌同樣是旋後肌，所以按壓的動作又會令胸部進一步擴展。

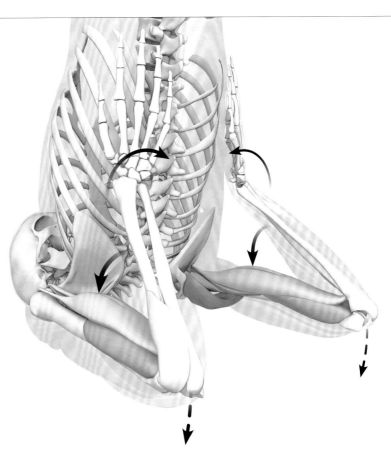

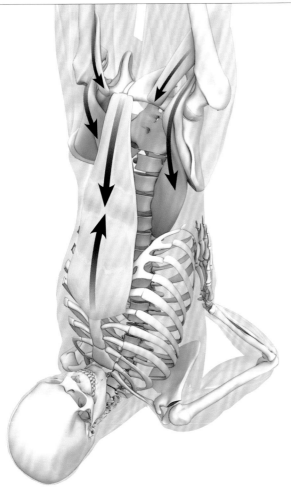

步驟三　啟動髖屈肌和腹肌，以平衡臀大肌、腰方肌、豎脊肌的動作。啟動髖屈肌的訣竅是，稍微把雙腳往前帶。接著就要拿捏如何讓大腿在屈曲和伸展之間取得平衡，在半空中維持挺立。雙腳挺立，也會提高骨盆的穩定性。最後要觀察腹肌如何銜接骨盆與胸廓。稍微啟動腹直肌，以平衡背伸肌，穩定脊椎。

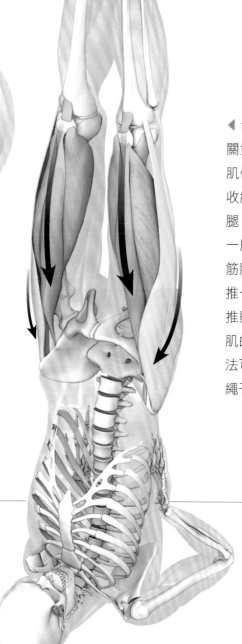

▶ 步驟四　用力收縮股四頭肌，以打直膝關節。接著啟動闊筋膜張肌，協助股四頭肌做伸膝動作，並提高膝關節的穩定度。收縮闊筋膜張肌還有一項好處，可內旋大腿，將膝蓋轉回正中央。因為我們在步驟一啟動臀大肌，致使膝蓋向外轉。啟動闊筋膜張肌的訣竅是想像你用腳掌外緣去側推一個固定物。雙腳不會真的分開，但側推動作卻可刺激外展肌群，形成闊筋膜張肌的次要動作（內旋大腿）。還有一個方法可以訓練你啟動闊筋膜張肌：雙腿先用繩子綁緊，再嘗試張開。

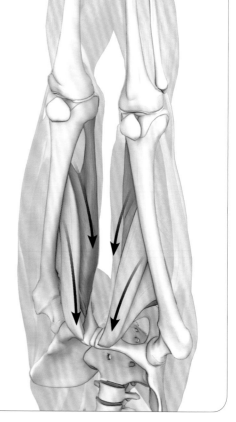

▶ 步驟五　啟動內收肌群，雙膝夾緊，使兩隻腳穩定地停留在半空中。內收肌群之中，靠最後側的一塊是內收大肌，也可協助臀大肌伸展股骨。

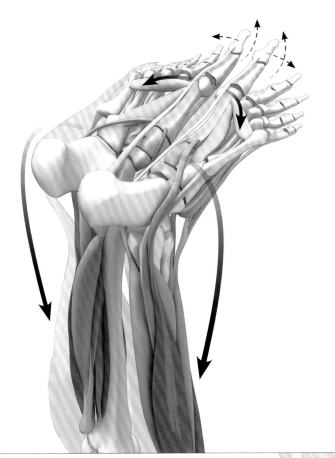

步驟六 收縮腓骨長、短肌，以外翻踝關節。接著再以脛後肌稍微內翻踝關節，以平衡剛才外翻的動作。結合這兩股反方向的力量，可創造鎖印，提高足部的穩定度。

啟動脛前肌，將足背拉向小腿。趾關節伸展。最後，啟動屈拇趾長、短肌和內收拇趾肌，試著屈曲跟內收大拇趾，以加深足弓的弧度。建議你進入體位前，先用大拇趾趾腹按壓地板，再試著朝第二根腳趾頭的方向拖過去，藉由這拖曳的動作覺察屈拇趾長、短肌和內收拇趾肌的運作。這三個動作結合起來，可活化足底縱弓。脛後肌除了內翻足部與提高腳踝的穩定度之外，也可提高足弓的彈性。

總結 胸大肌、胸小肌、喙肱肌、前三角肌、肩胛下肌，全部伸展開來。肱二頭肌也是伸展的，不過我們在步驟二有啟動這一塊肌肉，也就是所謂的離心收縮。頸椎屈曲，也會拉長上豎脊肌。

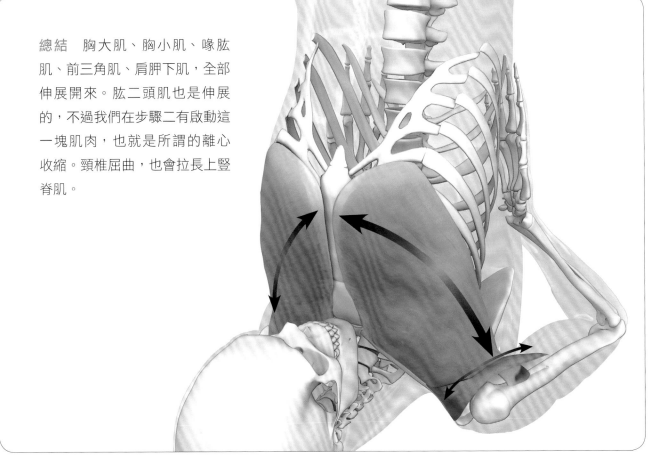

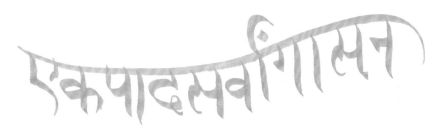

EKA PADA
SARVANGASANA
單腿支撐肩立式

單腿支撐肩立式不但有倒立動作的益處，還能伸展地上腿的臀肌、膕旁肌、腓腸肌／比目魚肌，並強化上抬腿側的背部運動鏈。如同傳統支撐肩立式，將背部倚靠在手上，藉由手掌按壓的動作來開展前胸。

身體每個動作都是相互牽動的。例如，把腿放到地板上會壓迫該側上半身，並造成頸椎過度屈曲。所以當你把腳放低時，心理要有所準備，預期可能會發生這種情況，並想辦法克服塌陷的問題。將背部倚靠在手上，則可開展前胸。啟動下背肌肉，挺腰椎，推下背，將塌陷的半側軀幹擴展開來。而屈髖的腰大肌也可協助下背肌肉維持腰部挺立。此外，啟動上舉腿側的腹斜肌，也可制衡對側軀幹遭受擠壓的情況。

重要關節擺位

- 肩關節伸展、外旋
- 肘關節屈曲
- 前臂旋後
- 軀幹伸展
- 頸椎屈曲
- 上抬腿髖關節伸展、內收、內旋

- 下方腿髖關節屈曲
- 膝關節伸展
- 上抬腿保持中立或稍微蹠屈
- 下方腿踝關節背屈
- 足外翻
- 趾關節伸展

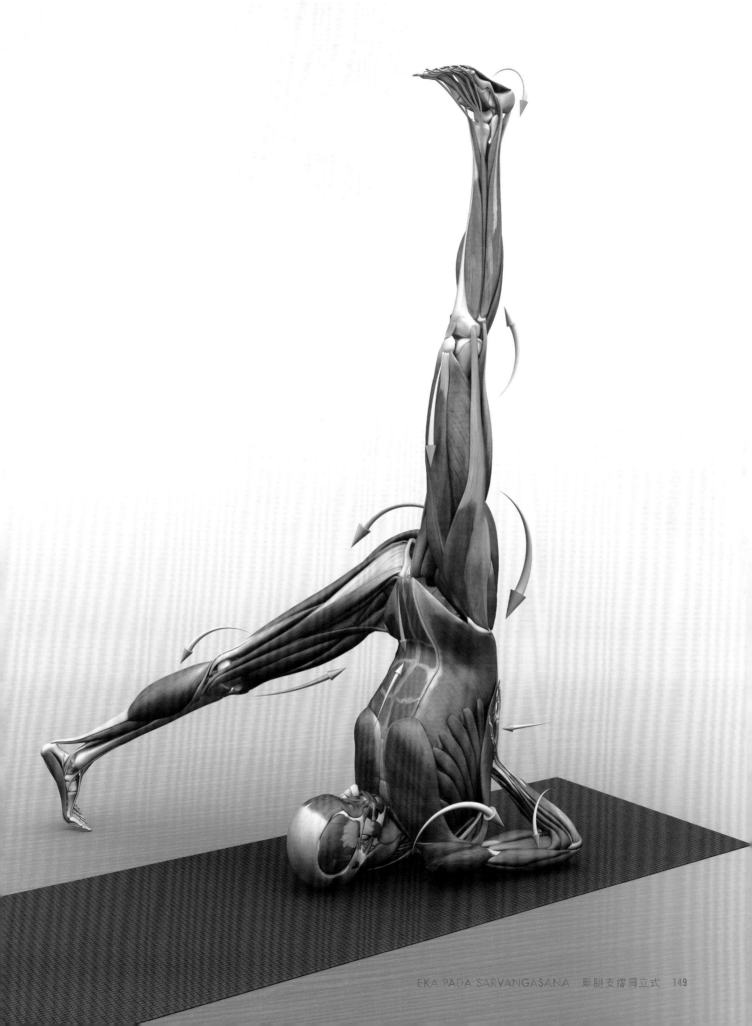

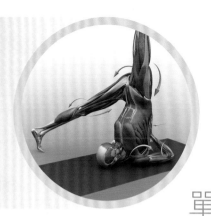

單腿支撐肩立式的準備動作

本式的準備重點在膕旁肌、臀肌、髖屈肌的伸展。因此可練習手臂反轉祈禱式和猴神哈努曼式來拉長這些肌肉。還要伸展胸肌和前三角肌，將肩膀前側的肌肉準備好，這樣到完成式才能把手肘往地板方向拉。

接著，先進入支撐肩立式，將背部倚靠在手上，肘關節背面壓向地板，藉由這兩個動作將胸部撐開。將一隻腳慢慢降到地板上。剛開始練習時，請準備一張椅子輔助（右頁左上圖）。等動作穩定了，肌肉柔韌好伸展，再慢慢降低腿的高度，記得用腰肌主動屈髖，不要靠腿本身的重量落地。解開動作時，再度把腳往上舉。雙手撐好背部後，再同時將兩隻腳降到地板上，進入犁鋤式。最後身體慢慢回到地板上，力道要控制好，彷彿把捲曲身體攤平一樣，直到整個背部平躺在地板上，在此休息幾分鐘，給心血管系統一點時間重新適應。

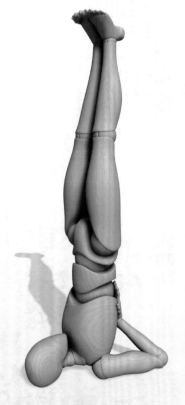

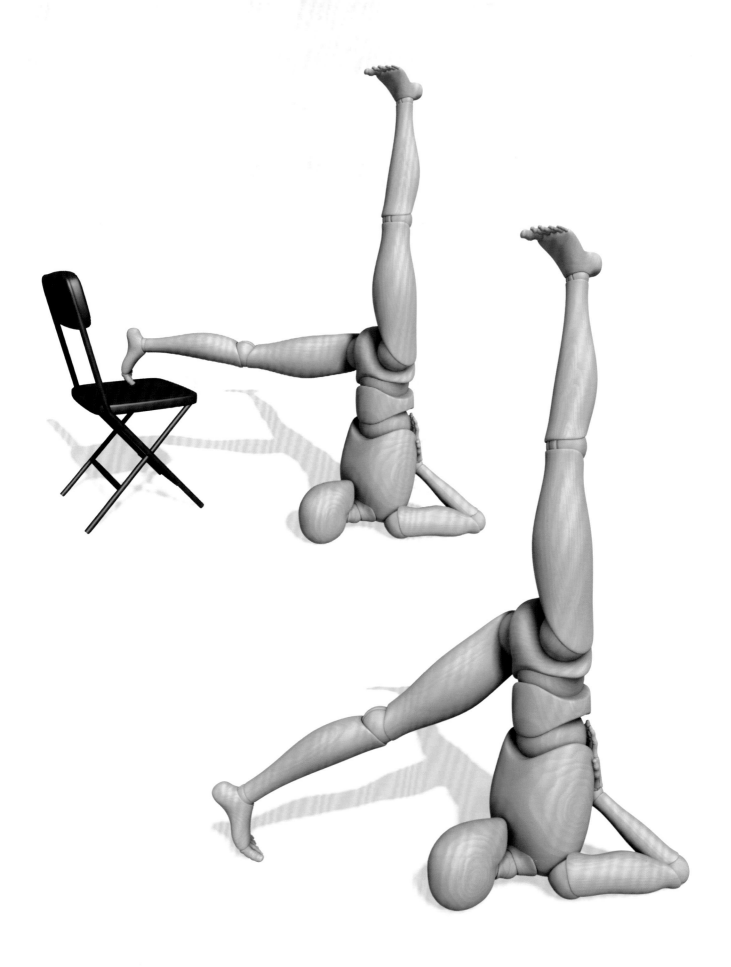

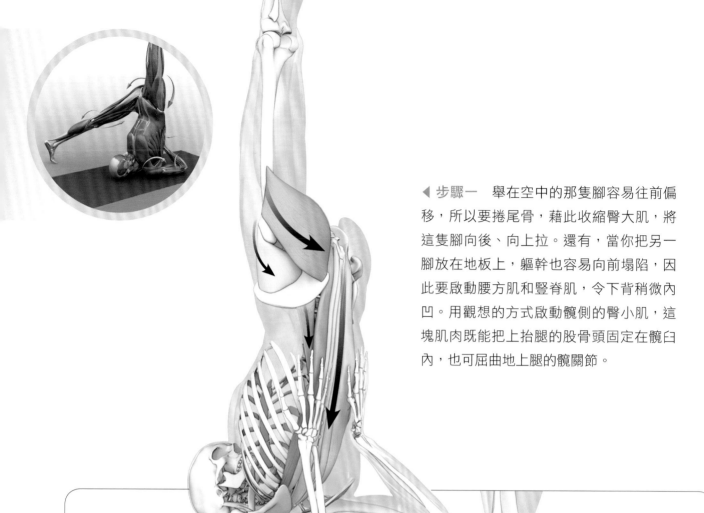

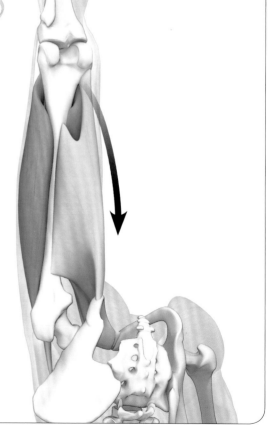

▶ 步驟一 舉在空中的那隻腳容易往前偏移,所以要捲尾骨,藉此收縮臀大肌,將這隻腳向後、向上拉。還有,當你把另一腳放在地板上,軀幹也容易向前塌陷,因此要啟動腰方肌和豎脊肌,令下背稍微內凹。用觀想的方式啟動髖側的臀小肌,這塊肌肉既能把上抬腿的股骨頭固定在髖臼內,也可屈曲地上腿的髖關節。

步驟二 收縮上抬腿的股四頭肌,以打直膝關節。還要同時啟動大腿內側的內收大肌,令大腿緊靠正中線不外展。內收大肌可穩定大腿,並協助臀大肌伸展股骨。膕旁肌也可協助髖伸動作。

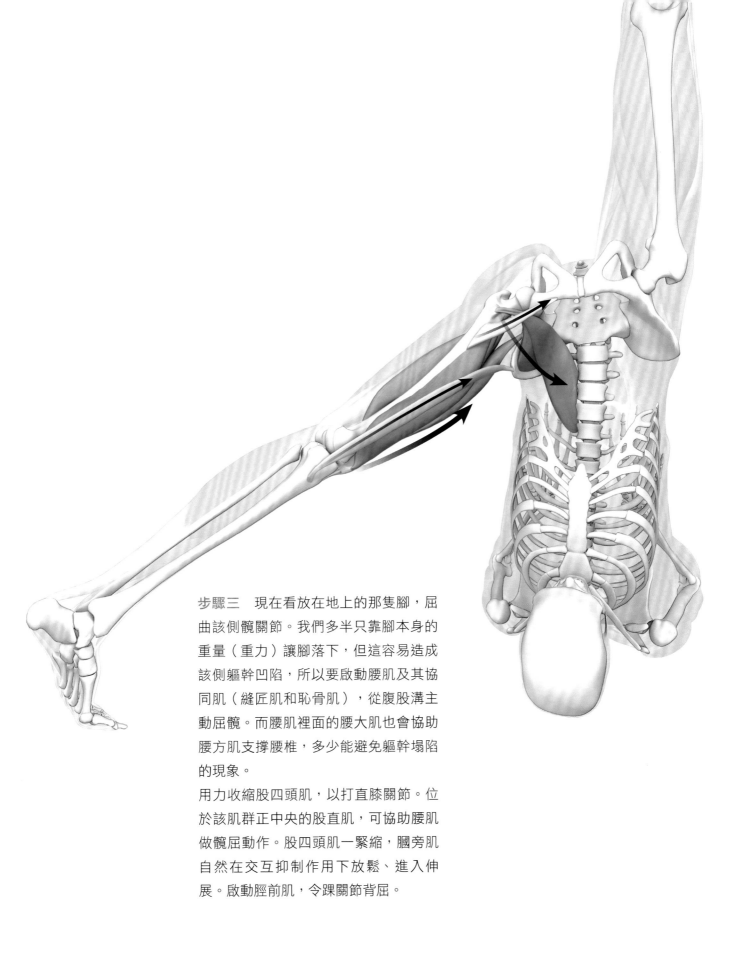

步驟三　現在看放在地上的那隻腳，屈
曲該側髖關節。我們多半只靠腳本身的
重量（重力）讓腳落下，但這容易造成
該側軀幹凹陷，所以要啟動腰肌及其協
同肌（縫匠肌和恥骨肌），從腹股溝主
動屈髖。而腰肌裡面的腰大肌也會協助
腰方肌支撐腰椎，多少能避免軀幹塌陷
的現象。

用力收縮股四頭肌，以打直膝關節。位
於該肌群正中央的股直肌，可協助腰肌
做髖屈動作。股四頭肌一緊縮，膕旁肌
自然在交互抑制作用下放鬆、進入伸
展。啟動脛前肌，令踝關節背屈。

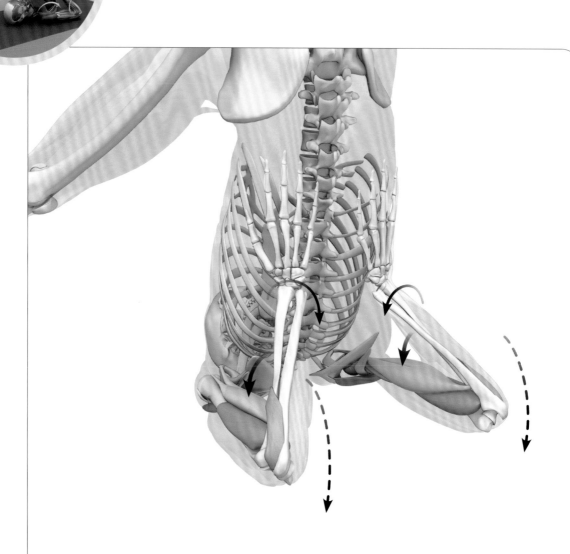

步驟四　啟動肱二頭肌和肱肌，以屈曲肘關節，將手掌壓向後背。再將背部倚靠在手掌上，你會感覺前胸部擴展開來。前臂旋後，使重量從食指側分散到整個手掌。用力啟動後三角肌，用肘關節背面按壓瑜伽墊。這個肩伸動作，可伸展上臂骨（肱骨），幫忙開展前胸。收縮棘下肌和小圓肌，令肩關節外旋。後三角肌可協助肩外旋。

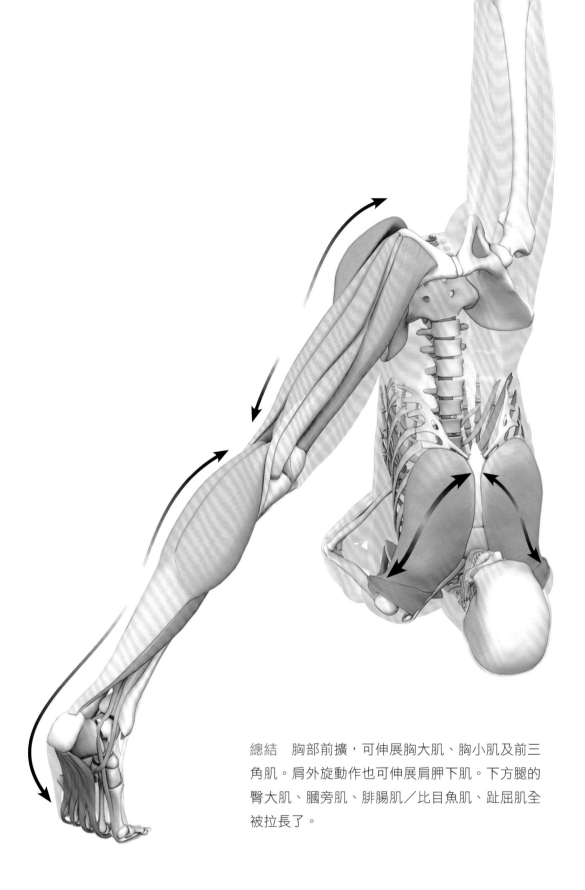

總結　胸部前擴，可伸展胸大肌、胸小肌及前三角肌。肩外旋動作也可伸展肩胛下肌。下方腿的臀大肌、膕旁肌、腓腸肌／比目魚肌、趾屈肌全被拉長了。

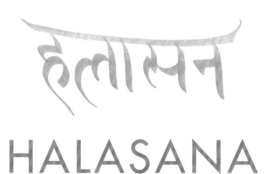

HALASANA
犁鋤式

犁鋤式是肩立動作的變化式，結合了擴胸與背部運動鏈的伸展。犁鋤式對身體同樣有好處，例如促進靜脈回流，提高心輸出量、活絡副交感神經。

犁鋤式通常是在練習接近尾聲才做的動作，此時練習漸趨緩和，準備進入放鬆。雙腿舉到頭部上方，再屈曲髖關節。這動作會把重心往前移。因此，要小心翼翼地將大部分的重量移到肩膀跟手臂上，避免脖子過度屈曲。肩膀下面墊塊毯子，頭部垂置於毯子邊緣，以免頸部過度屈曲，造成頸椎壓迫。

犁鋤式也跟所有腳落地的倒立體位一樣（如單腿支撐肩立式），容易有軀幹塌陷、靠重力被動屈髖的問題。為了避免上述情形，我們要主動啟動髖屈肌，如強而有力的腰肌。腰大肌也會挺起腰椎。還要收縮腰方肌和下背肌肉，令腰部稍微內凹，協助挺直腰椎。背部倚靠在手掌上，再用掌心按壓背部，以擴展前胸，這動作會把重心從頸部移開，保護頸椎。

重要關節擺位

- 髖關節屈曲、內收
- 膝關節伸展
- 踝關節背屈
- 足外翻
- 趾關節伸展

- 軀幹屈曲
- 肩關節伸展、外旋
- 肘關節屈曲
- 前臂旋後

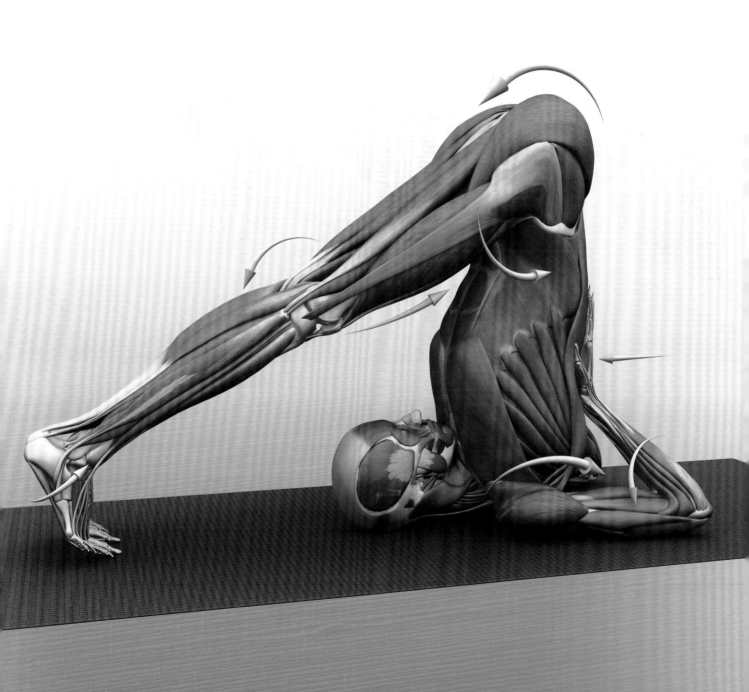

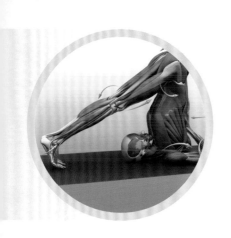

犁鋤式的準備動作

先練習龜式和坐姿前彎（下圖），伸展下背肌肉。

如右頁上圖所示，身體平躺，雙腿翻轉而上，以肩膀支撐，肩膀底下墊張毯子。大腿頂部放在椅面上或腳掌平貼牆壁上。接著再一步一步走到完全犁鋤式，雙腳落地。解開動作要小心，手臂伸直，掌心貼地。接著，將膝蓋往胸口的方向拉進來，準備將身體翻滾回來，先是下背、接著骨盆、最後才是兩隻腳著地。頭部底下放塊毯子，休息幾分鐘，然後才離開體位，給心血管系統一點時間適應。

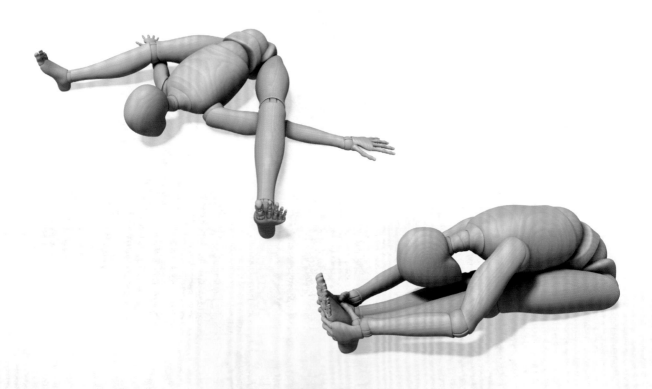

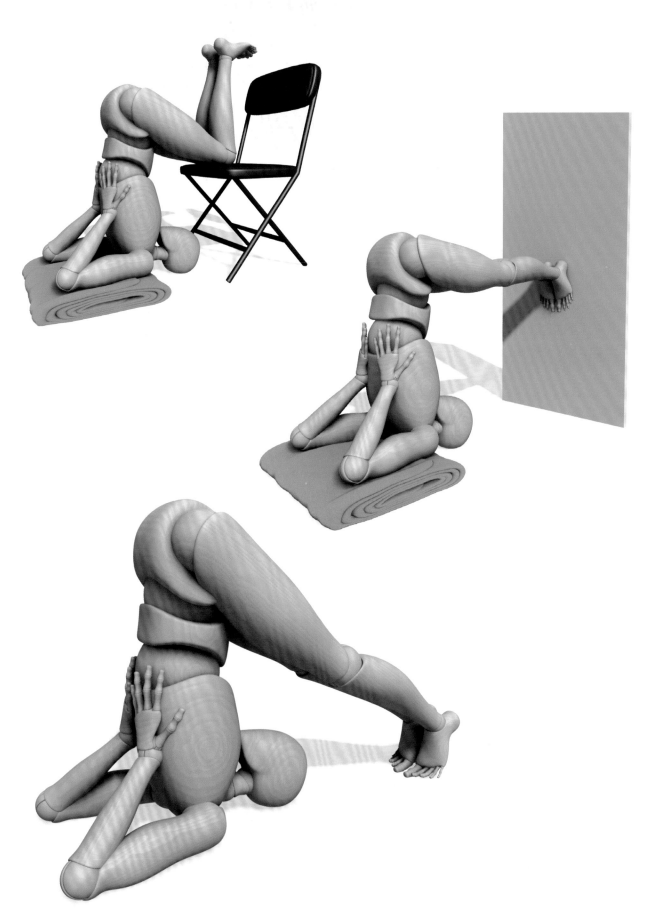

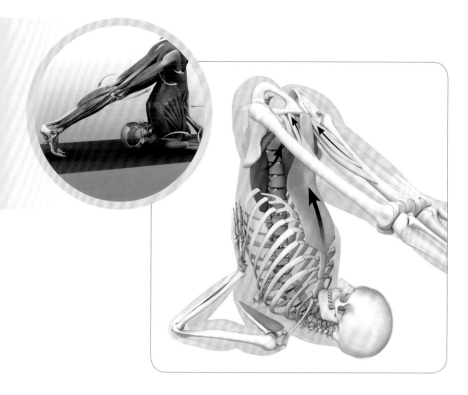

◀ 步驟一　屈曲軀幹，把腳拉到頭部上方。啟動腰肌及其協同肌（恥骨肌和內收長、短肌）屈髖。以觀想的方向收縮髖側的臀小肌，以協助髖屈肌。腰肌和腰椎部位的腰方肌由同一個神經系統所支配，所以會聯手一起支撐並挺直下背。內收肌群可協助併攏雙腿。輕輕收縮腹直肌，以屈曲軀幹。請注意，腹直肌的起附點位在骨盆前側（恥骨聯合），所以腹直肌拉動骨盆的方向（後傾），剛好跟腰肌拉動骨盆的方向（前傾）相反，因而創造一個鎖印，有助穩定骨盆。

▶ 步驟二　收縮豎脊肌和腰方肌，令下背稍微內凹。由於這兩塊肌肉現在被拉長，所以這動作屬於離心收縮。背部倚靠在手上，準備進入步驟三的擴胸動作。

◀ 步驟三　收縮肱二頭肌和肱肌，以屈曲肘關節，將掌心壓向後背。這動作容易造成重量偏移到手掌靠食指側，為了平衡起見，前臂要旋後，使重量均勻分布於整隻手掌。收縮後三角肌，用手肘背面按壓瑜伽墊。後三角肌也會跟棘下肌和小圓肌聯手一起外旋肩關節，有助開展前胸。

▶ 步驟四　收縮股四頭肌，以打直膝關節。闊筋膜張肌不僅可協助股四頭肌伸膝，還會幫忙腰肌屈髖。要特別注意的是，臀大肌伸展時，會把大腿向外轉，所以要進一步啟動闊筋膜張肌，以抗衡外旋的傾向，啟動訣竅是試著將墊子上兩隻腳各自向外拖。兩腳其實不會動，但大腿卻因為這項嘗試而向內轉，把膝蓋轉回正中央。最後，把足背往小腿方向拉，令踝關節背屈，這會啟動脛前肌，使小腿背面的腓腸肌和比目魚肌在交互抑制用下自然伸展開來。

步驟五　收縮腓骨長、短肌，以外翻足部。為了平衡外翻的力道，要再啟動脛後肌，令踝關節內翻。這兩股相反的力量可創造鎖印，穩定小腿。用趾伸肌，把腳趾往小腿拉。步驟五所講解的肌肉皆可活化足弓，刺激足底小脈輪。

▶ 總結　胸部開展，可伸展胸大肌、胸小肌及前三角肌。外旋肩關節也可伸展肩旋轉袖的肩胛下肌。整個身體背部被拉長，包括豎脊肌、腰方肌、臀大肌、膕旁肌、腓腸肌／比目魚肌。腳底趾屈肌也伸展開來。

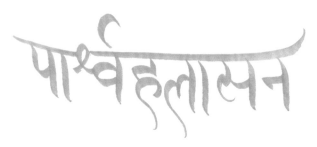

PARSVA HALASANA
扭轉犁鋤式

扭轉犁鋤式結合了倒立、扭轉及背部運動鏈的伸展。我們都知道倒立體位對身體有許多好處，這些好處，扭轉犁鋤式統統都有，例如有益自主神經系統。此外，扭轉動作還可以激發內在的活力。

要小心把重量移在肩膀和手臂上，避免集中在脖子，否則會過度屈曲頸椎，造成頸部受傷。身體扭轉時，你要轉離的那側肩膀通常會跟著往前跑，對側肩膀卻順著扭轉方向向後移。為了避免肩膀跟著骨盆轉動，我們必須將轉離的那側肘關節牢牢壓在墊子上。後面的肌肉講解會教你固定手肘的訣竅。記住，肩胛帶和骨盆帶各自朝反方向轉動，可提高扭轉的效果。

還要避免離腿較近的那側軀幹塌陷，所以要啟動對側（雙腿轉離的一側）腹肌和下背肌肉。再啟動腰大肌和腰方肌，令下背內凹，以拉長軀幹。

重要關節擺位

- 髖關節屈曲、內收
- 膝關節伸展
- 踝關節背屈
- 足外翻
- 趾關節伸展

- 軀幹屈曲、扭轉
- 肩關節伸展、外旋
- 肘關節屈曲
- 前臂旋後

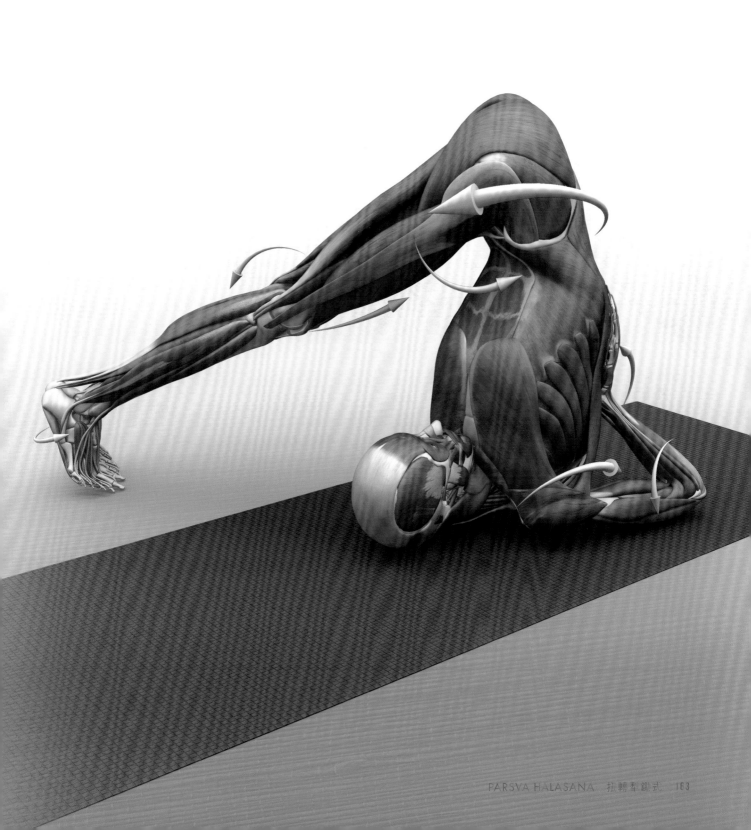

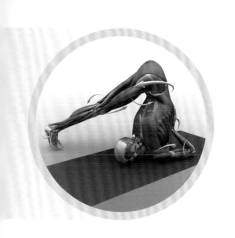

扭轉犁鋤式的準備動作

扭轉犁鋤式可深度伸展背部運動鏈，所以進入體位前，建議先做龜式和坐角式（參見本系列第二集《身體前彎及髖關節伸展瑜伽》），以拉長下背肌群。另外還可做扭轉體位（如聖哲馬利奇式三，參見本系列第三集《身體後彎與扭轉瑜伽》），準備好脊椎旋轉肌。

先做犁鋤式。背部倚靠在手上，手掌按壓背部，以開展前胸。這動作會把重量從頸椎移開。雙腳用走的方式移到側面去，將下半身轉離上半身（右頁右上圖）。不過，下半身要轉離的那側肘關節要用力壓住瑜伽墊，以免該側肩膀跟著往前移。等雙腳走到最後位置上，會出現長短不一的現象。所以，最外側那隻腳的膝關節要稍微屈曲，以對齊另一隻腳（右頁左下圖）。接著，把最外側那隻腳固定在地板上，再收縮股四頭肌，以打直膝關節。仔細觀察這動作如何將骨盆調整到平衡。

做完單側扭轉後，要先回到犁鋤式，再轉到另一側。解開動作時，雙腳同樣回到中間（犁鋤式），身體再慢慢翻轉下來。平躺幾分鐘，給心血管系統一點時間重新適應。

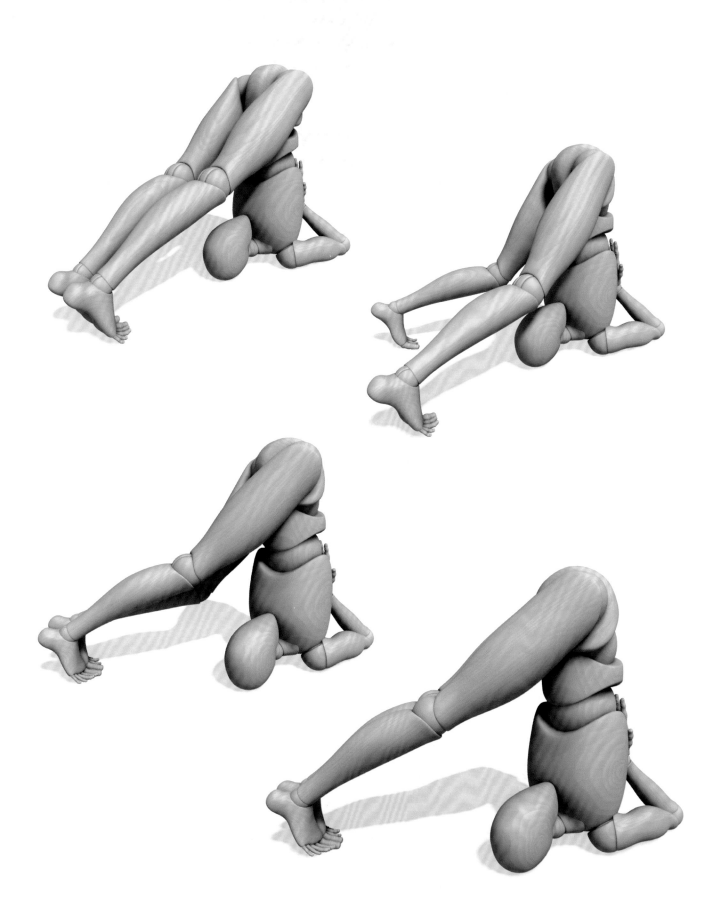

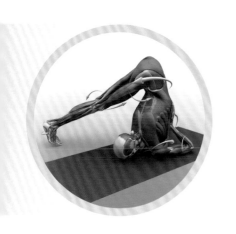

▶ 步驟一　收縮腰肌、恥骨肌和內收長、短肌，以屈曲髖關節。以觀想的方式收縮髖側的臀小肌，協助髖屈肌屈髖。啟動腹直肌和腹斜肌，以夾緊並扭轉軀幹。注意腰大肌也會協助腰方肌挺下背。

步驟二　收縮腰方肌和豎脊肌，以挺立和伸展下背。這動作也會刺激脊椎旋轉肌轉動軀幹。由於腰大肌和腰方肌由同一個神經系統所支配，所以腰大肌除了步驟一的動作外，也可協助腰方肌挺直下背。

▶ 步驟三　收縮肱二頭肌和肱肌，屈肘，將手掌壓向後背。前臂旋後，將身體重量均勻分布於手掌。肱二頭肌可協助前臂旋後。啟動後三角肌和小圓肌，用肘關節抵住地板。後三角肌也會協助棘下肌和小圓肌外旋肩關節。請注意，雙腿要轉離的那側肩膀特別容易往前跑，所以要更用力啟動該側前述肌肉。

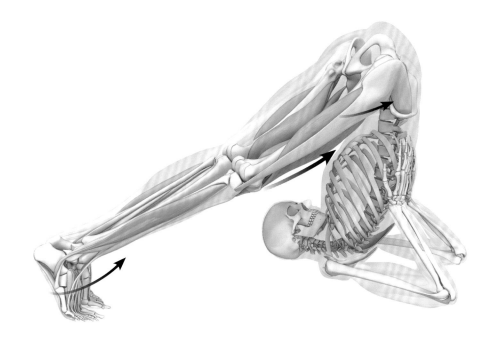

步驟四　啟動股四頭肌，以打直膝關節。闊筋膜張肌不但協助伸膝，還會幫忙屈髖，啟動這塊肌肉的訣竅是兩隻腳固定在墊子上，然後試著張開（力道輕一點）。啟動闊筋膜張肌還有一個好處，就是內旋大腿，將膝蓋轉回中立位置上。

啟動小腿側面的腓骨長、短肌，以外翻足部。接著啟動脛後肌，以形成一股內旋的力道。這兩個對立的動作，可在腳踝處創造較和緩的鎖印。收縮脛前肌，令踝關節背屈，把足背拉向小腿，使小腿肚的腓腸肌和比目魚肌在交互抑制作用下放鬆。趾關節伸展。結合以上動作，可穩定足部，打開腳底板，刺激足底小脈輪。

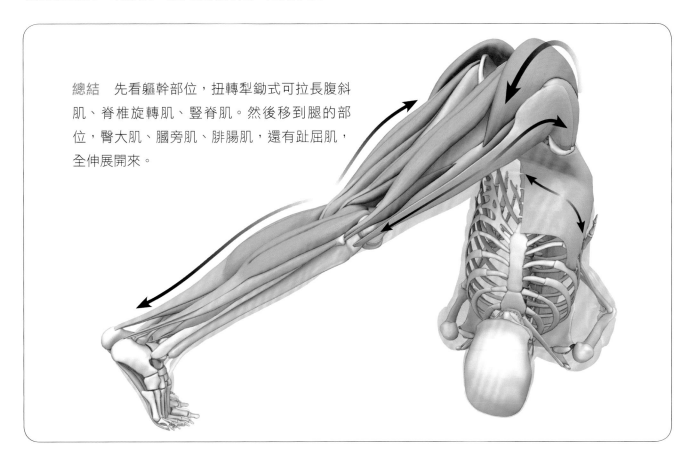

總結　先看軀幹部位，扭轉型犁鋤式可拉長腹斜肌、脊椎旋轉肌、豎脊肌。然後移到腿的部位，臀大肌、膕旁肌、腓腸肌，還有趾屈肌，全伸展開來。

復原體位
嬰兒式（BALASANA）

做倒立體位會使中樞神經系統提高副交感神經活性，降低心搏和血壓。所以做完倒立體位，必須給心血管系統重新恢復平衡。從墊子起身前，可做些過渡動作（如嬰兒式），以免出現頭暈的現象。

屈髖，雙腿外展，膝蓋置於軀幹兩側。身體前彎，手臂前伸，掌心貼地。頭部靠在墊子上。你也可以加個下圖的變化式，背部放塊重物，協助豎脊肌和腰方肌放鬆。

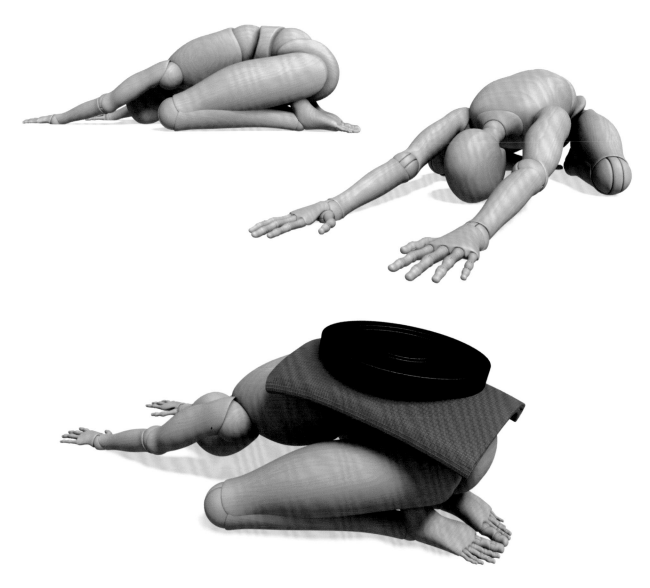

雙腳靠牆倒立式 & 大休息式
（VIPARITA KARANI & SAVASANA）

你可以做雙腳靠牆倒立式，讓心血管系統重歸平衡，或用以取代更進階的倒立動作。進入變化式前，先靠牆放塊墊枕，再將下背和骨盆放在墊枕上。如左圖所示，身體躺臥其上，彷彿要滑下來的感覺。手臂攤在身體兩側，擴胸。頭部底下墊塊毯子，保持頸部微微屈曲。

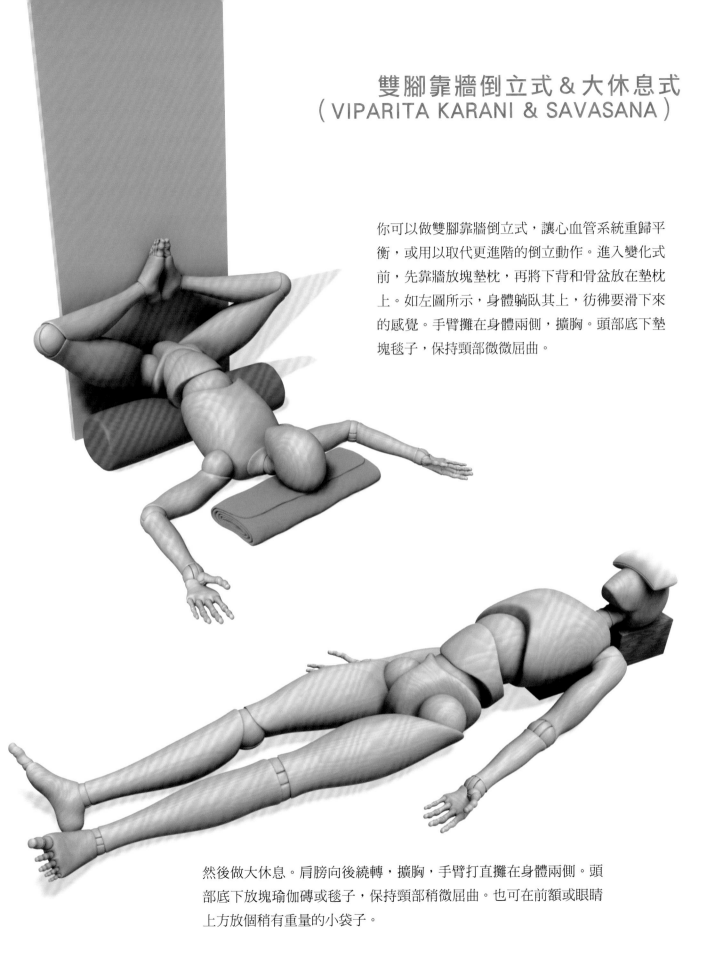

然後做大休息。肩膀向後繞轉，擴胸，手臂打直攤在身體兩側。頭部底下放塊瑜伽磚或毯子，保持頸部稍微屈曲。也可在前額或眼睛上方放個稍有重量的小袋子。

索引
INDEX

動作索引

每個身體動作都有特定的名稱。無論你是從事瑜伽教學，或是分析調控身體姿勢的肌肉，這些動作名稱都十分重要。瑜伽老師最好用學生聽得懂的詞彙進行教學。當你用科學術語描述動作之時，必須再以一般人常用的說法詳加解釋。你下達的指令應當盡量精準而簡潔。

切記，肌肉收縮使關節、附肢落在各個體位的正確位置上。一旦了解關節擺位，便能分析該啟動哪些肌肉做出特定體位。具備這些專業知識，你就能指導學生運用精準的要領，調整、穩定身體進入體位，伸展正確的肌肉，進而創造鎖印。因此，揭開體位奧祕的第一步就是充分理解身體動作。

身體有六個基本動作：屈曲（flexion）、伸展（extention）、內收（adduction）、外展（abduction）、內旋（internal/medial rotation）、外旋（externa / lateral rotation）。這六個動作發生在三個平面上，如圖所示。而這些動作的方向則是根據身體結構上的姿勢來定義。

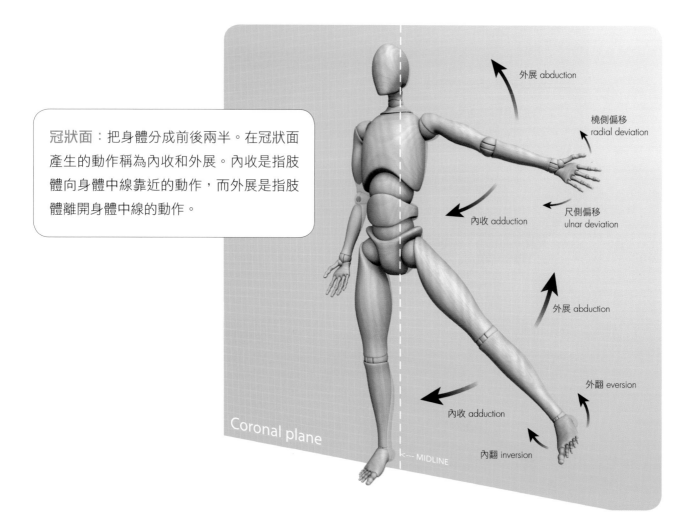

> 冠狀面：把身體分成前後兩半。在冠狀面產生的動作稱為內收和外展。內收是指肢體向身體中線靠近的動作，而外展是指肢體離開身體中線的動作。

外展 abduction

橈側偏移 radial deviation

內收 adduction

尺側偏移 ulnar deviation

外展 abduction

外翻 eversion

內收 adduction

內翻 inversion

Coronal plane

←--- MIDLINE

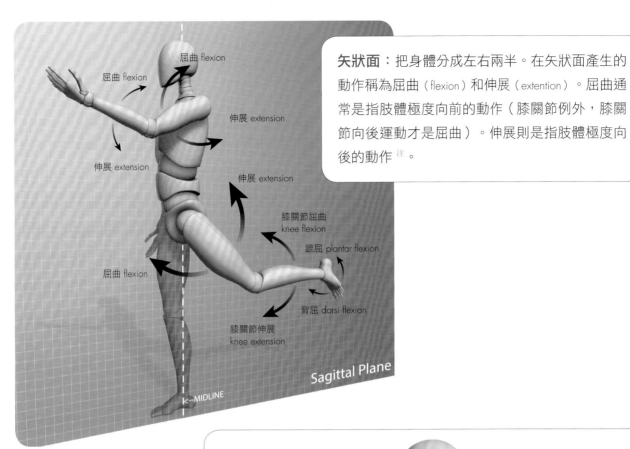

屈曲 flexion

屈曲 flexion

伸展 extension

伸展 extension

屈曲 flexion

伸展 extension

膝關節屈曲
knee flexion

蹠屈 plantar flexion

背屈 dorsi flexion

膝關節伸展
knee extension

MIDLINE

Sagittal Plane

矢狀面：把身體分成左右兩半。在矢狀面產生的動作稱為屈曲（flexion）和伸展（extention）。屈曲通常是指肢體極度向前的動作（膝關節例外，膝關節向後運動才是屈曲）。伸展則是指肢體極度向後的動作[注]。

橫切面：把身體分成上下兩半。在橫切面產生的動作稱為旋轉（rotation）。旋轉又分為內旋（往身體中線轉）、外旋（遠離身體中線）。

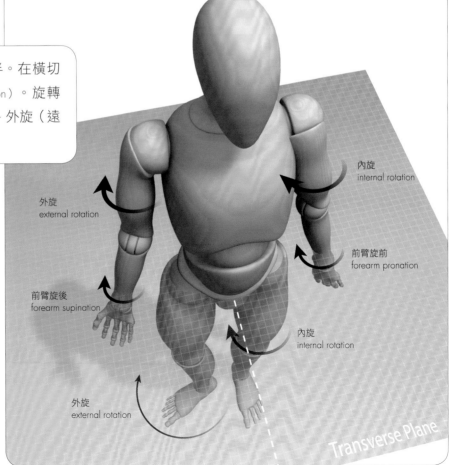

外旋
external rotation

內旋
internal rotation

前臂旋前
forearm pronation

前臂旋後
forearm supination

內旋
internal rotation

外旋
external rotation

Transverse Plane

審訂注 軀幹或關節伸展（extend）中文有時會根據上下文譯成伸直或後仰或後彎，以避免和肌肉伸展（stretch）混淆。

動作索引

本單元以單腿鶴式一和單腿支撐肩立式為例，說明如何分析重要關節擺位。分析順序是按照構成體位姿勢的先後動作條列如下。

1. 肩關節屈曲、內收和外旋
2. 肘關節部分伸展
3. 前臂旋前
4. 髖關節屈曲、內收
5. 膝關節屈曲
6. 足部外翻
7. 軀幹屈曲
8. 髖關節伸展
9. 膝關節伸展
10. 踝關節蹠屈
11. 頸椎伸展

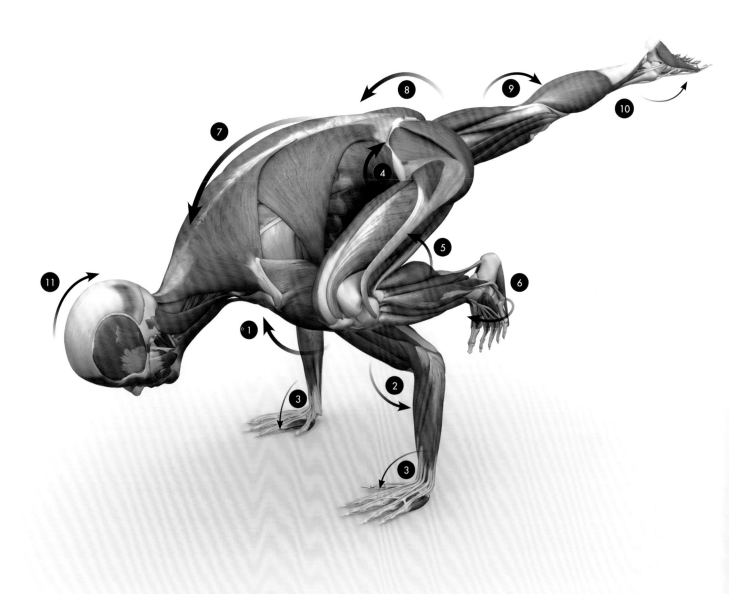

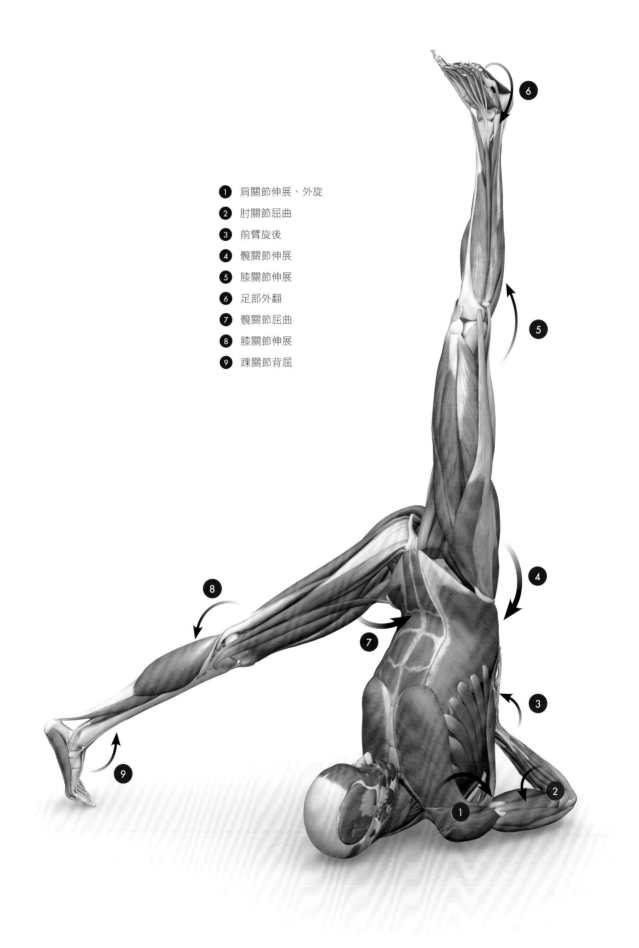

1 肩關節伸展、外旋

2 肘關節屈曲

3 前臂旋後

4 髖關節伸展

5 膝關節伸展

6 足部外翻

7 髖關節屈曲

8 膝關節伸展

9 踝關節背屈

動作與肌肉對照表

頸部

肌肉名稱		屈曲	伸展	側屈	側伸	旋轉
頭半棘肌	Semispinalis capitis		●	●	●	●
頭夾肌	Splenius capitis		●	●	●	●
胸鎖乳突肌	Sternocleidomastoid	●		●	●	●
提肩胛肌	Levator scapulae		●	●	●	
斜方肌	Trapezius		●	●	●	●

軀幹

肌肉名稱		屈曲	伸展	側屈	旋轉
腹外斜肌	External oblique	●		●	●
腹內斜肌	Internal oblique	●		●	●
腹直肌	Rectus abdominis	●			
胸棘肌	Spinalis thoracis		●		
側橫突間肌	Lateral intertransverse			●	
棘間肌	Interspinales		●		
胸最長肌	Longissimus thoracis		●		
腰髂肋肌	Iliocostalis lumborum		●		
多裂肌	Multifidus		●		
旋轉肌群	Rotators		●		●
腰方肌	Quadratus lumborum		●	●	
腰大肌	Psoas major	●		●	
髂肌	Iliacus	●		●	

髖部

肌肉名稱		屈曲	伸展	內收	外展	內旋	外旋
臀大肌	Gluteus maximus		●				●
臀中肌	Gluteus medius	●	●		●	●	●
臀小肌	Gluteus minimus	●	●		●	●	●
闊筋膜張肌	Tensor fascia lata	●			●	●	
腰大肌	Psoas major	●					●
髂肌	Iliacus	●					●
股直肌	Rectus femoris	●			●		
縫匠肌	Sartorius	●			●		●
恥骨肌	Pectineus	●		●			●
內收大肌	Adductor magnus		●	●			●
內收長肌	Adductor longus	●		●			●
內收短肌	Adductor brevis	●		●			●
股薄肌	Gracilis	●		●			●
梨狀肌	Piriformis				●		●
上孖肌	Gemellus superior				●		●
下孖肌	Gemellus inferior				●		●
閉孔內肌	Obturator internus				●		●
閉孔外肌	Obturator externus						●
股方肌	Quadratus femoris			●			●
半腱肌	Semitendinosus		●			●	
半膜肌	Semimembranosus		●			●	
股二頭肌	Biceps femoris		●				●

動作與肌肉對照表

膝關節

肌肉名稱		屈曲	伸展	內旋	外旋
股內側肌	Vastus medialis		●		
股外側肌	Vastus lateralis		●		
股中間肌	Vastus intermedius		●		
股直肌	Rectus femoris		●		
縫匠肌	Sartorius	●			●
半腱肌	Semitendinosus	●		●	
半膜肌	Semimembranosus	●		●	
股二頭肌	Biceps femoris	●			●
股薄肌	Gracilis	●		●	
膕肌	Popliteus	●			
腓腸肌	Gastrocnemius	●			

小腿

肌肉名稱		踝關節蹠屈	踝關節背屈	足外翻	足內翻	趾屈曲	趾伸展
腓腸肌	Gastrocnemius	●					
比目魚肌	Soleus	●					
脛前肌	Tibialis anterior		●		●		
脛後肌	Tibialis posterior	●			●		
腓長肌	Peroneus longus	●		●			
腓短肌	Peroneus brevis	●		●			
第三腓骨肌	Peroneus tertius	●		●			
屈趾長肌	Flexor digitorum longus	●			●	●	
屈拇趾長肌	Flexor hallucis longus	●			●	●	
伸趾長肌	Extensor digitorum longus		●	●			●
伸拇趾長肌	Extensor hallucis longus		●		●		●

足部

肌肉名稱		趾屈曲	趾伸展	趾內收	趾外展
屈趾短肌	Flexor digitorum brevis	●			
屈拇趾短肌	Flexor hallucis brevis	●			
屈小趾短肌	Flexor digiti minimi brevis	●			
伸趾短肌	Extensor digitorum brevis		●		
伸拇趾短肌	Extensor hallucis brevis		●		
外展小趾肌	Abductor digiti minimi				●
外展拇趾肌	Abductor hallucis				●
內收拇趾肌	Adductor hallucis			●	
蚓狀肌	Lumbricales	●	●	●	
足底骨間肌	Plantar interosseous	●		●	
足背骨間肌	Dorsal interosseous	●			●

手部

肌肉名稱		屈曲	伸展	內收	外展
屈指淺肌	Flexor digitorum superficialis	●			
屈指深肌	Flexor digitorum profundus	●			
屈拇指長肌	Flexor pollicis longus	●			
屈拇指短肌	Flexor pollicis brevis	●			
屈小指短肌	Flexor digiti minimi brevis	●			
伸指肌	Extensor digitorum		●		
伸拇指長肌	Extensor pollicis longus		●		
伸拇指短肌	Extensor pollicis brevis		●		
伸食指肌	Extensor indicis		●		
伸小指肌	Extensor digiti minimi		●		
拇長展肌	Abductor pollicis longus				●
拇短展肌	Abductor pollicis brevis				●
內收拇指肌	Adductor pollicis			●	
外展小趾肌	Abductor digiti minimi				●
蚓狀肌	Lumbricales	●	●		
背側骨間肌	Dorsal interosseous	●	●	●	

動作與肌肉對照表

手臂與腕關節

肌肉名稱		肘關節屈曲	肘關節外展	前臂旋前	前臂旋後	腕關節屈曲	腕關節伸展	腕關節尺側偏斜	腕關節橈側偏斜
肱二頭肌	Biceps brachii	●			●				
肱肌	Brachialis	●							
肱三頭肌	Triceps brachii		●						
肘後肌	Anconeus		●						
肱橈肌	Brachioradialis	●							
旋後肌	Supinator				●				
旋前圓肌	Pronator teres			●					
旋前方肌	Pronator quadratus			●					
橈側伸腕長肌	Extensor carpi radialis longus						●		●
橈側伸腕短肌	Extensor carpi radialis brevis						●		●
尺側伸腕肌	Extensor carpi ulnaris						●	●	
橈側屈腕肌	Flexor carpi radialis					●			●
尺側屈腕肌	Flexor carpi ulnaris					●		●	
伸指肌	Extensor digitorum						●		
伸拇指短肌	Extensor pollicis brevis								●
伸拇指長肌	Extensor pollicis longus				●				●
外展拇指長肌	Abductor pollicis longus								●

肩關節

肌肉名稱		後縮	前突	上提	下壓	屈曲（手臂上舉）	伸展（手臂向背後）	內收	外展	內旋	外旋
菱形肌	Rhomboids	●									
前鋸肌	Serratus anterior		●	●					●		
斜方肌	Trapezius	●		●	●			●	●		
提肩胛肌	Levator scapulae		●	●							
闊背肌	Latissimus dorsi	●			●		●	●		●	
大圓肌	Teres major						●	●		●	
胸大肌	Pectoralis major				●	●		●		●	
胸小肌	Pectoralis minor		●		●						
前三角肌	Anterior deltoid					●				●	
側三角肌	Lateral deltoid								●		
後三角肌	Posterior deltoid						●				●
棘上肌	Supraspinatus								●		
棘下肌	Infraspinatus										●
小圓肌	Teres minor							●			●
肩胛下肌	Subscapularis									●	
肱二頭肌	Biceps brachii					●					
喙肱肌	Coracobrachialis					●		●			
肱三頭肌	Triceps brachii						●	●			

解剖學索引 ANATOMY INDEX
骨頭 BONES

1 頭骨 Skull
2 下顎骨 Mandible
3 頸椎 Cervical spine
4 胸椎 Thoracic spine
5 腰椎 Lumbar spine
6 薦骨 Sacrum
7 髂骨（骨盆）Ilium bone (Pelvis)
8 坐骨粗隆（坐骨）Ischial tuberosity (Sit Bone)
9 股骨 Femur
10 髕骨 Patella
11 脛骨 Tibia
12 腓骨 Fibula
13 肋骨 Ribs

14 胸骨 Sternum
15 鎖骨 Clavicle
16 肩胛骨 Scapula
17 肱骨 Humerus
18 橈骨 Radius
19 尺骨 Ulna
20 後足 Hindfoot
21 中足 Midfoot
22 前足 Forefoot
23 腕骨（手腕）Carpals (Wrist)
24 掌骨 Metacarpals
25 指骨 Phalanges

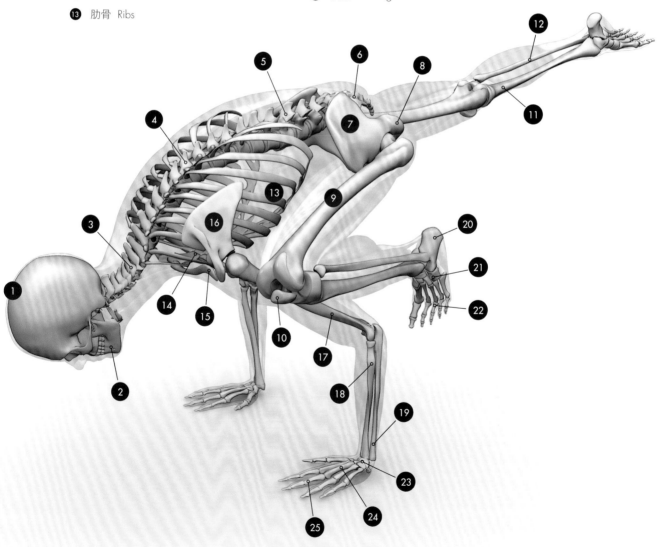

中軸與附肢骨骼
AXIAL AND APPENICULAR SKELETONS

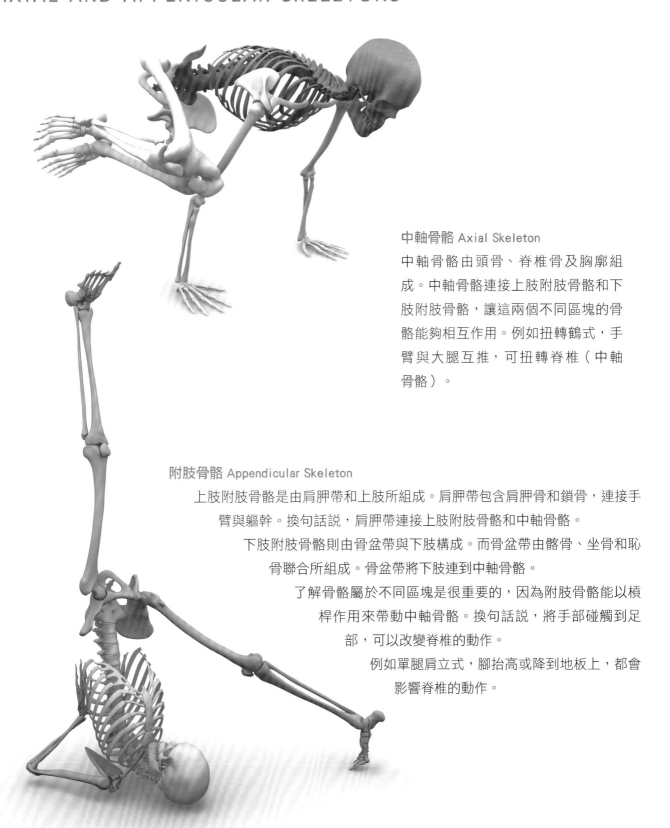

中軸骨骼 Axial Skeleton

中軸骨骼由頭骨、脊椎骨及胸廓組成。中軸骨骼連接上肢附肢骨骼和下肢附肢骨骼，讓這兩個不同區塊的骨骼能夠相互作用。例如扭轉鶴式，手臂與大腿互推，可扭轉脊椎（中軸骨骼）。

附肢骨骼 Appendicular Skeleton

上肢附肢骨骼是由肩胛帶和上肢所組成。肩胛帶包含肩胛骨和鎖骨，連接手臂與軀幹。換句話說，肩胛帶連接上肢附肢骨骼和中軸骨骼。

下肢附肢骨骼則由骨盆帶與下肢構成。而骨盆帶由髂骨、坐骨和恥骨聯合所組成。骨盆帶將下肢連到中軸骨骼。

了解骨骼屬於不同區塊是很重要的，因為附肢骨骼能以槓桿作用來帶動中軸骨骼。換句話說，將手部碰觸到足部，可以改變脊椎的動作。

例如單腿肩立式，腳抬高或降到地板上，都會影響脊椎的動作。

解剖學索引
肌肉 MUSCLES

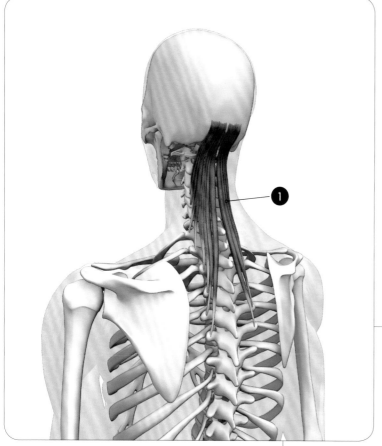

❶ **頭半棘肌**
　起：下頸椎和上胸椎橫突。
　止：枕骨。
　動作：伸展頭部（頭部後仰），協助轉動
　　　　頭部。

❷ **頭夾肌**
　起：第 7 節頸椎和第 1-4 節胸椎的棘突。
　止：頭骨乳突，位於耳朵後方。
　動作：伸展頭部和頸部；當單側收縮時，
　　　　頸部會側向屈曲；頭部轉向肌肉收
　　　　縮的一側。

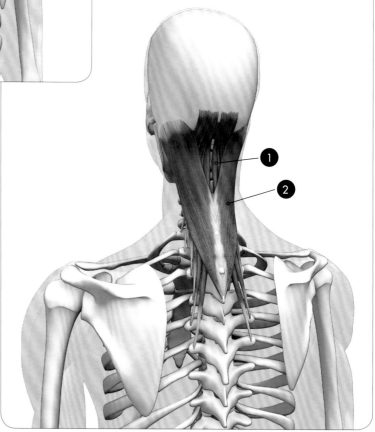

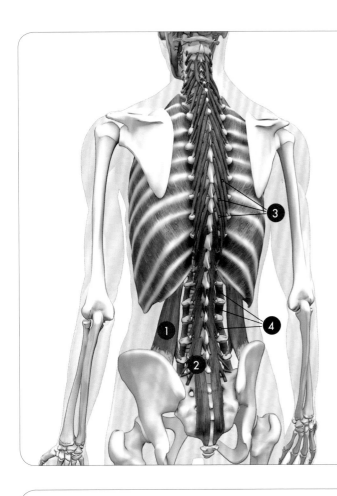

❶ 腰方肌

　起：髂棘的後端。

　止：第 12 對肋骨的後側緣，第 1-4 節腰椎的橫突。

　動作：側向屈曲脊椎（向側邊彎）；伸展並穩定腰椎，穩定第
　　　　12 對肋骨，深吸氣時會將其向下拉。

❷ 多裂肌

　起：薦骨以及髂後上棘的後端，腰椎、胸椎和頸椎橫突（沿著
　　　脊椎向上分布）。

　止：從起端的脊骨向上兩個脊骨；肌肉纖維是以對角線向身體
　　　中線走，到達止端脊骨的棘突。

　動作：在伸展、屈曲、旋轉時穩定脊骨。

❸ 胸半棘肌

　起：第 6-10 節胸椎橫突。

　止：下頸椎和上胸椎棘突。

　動作：伸展和旋轉上胸椎及下頸椎。

❹ 側橫突間肌

　起：腰椎橫突。

　止：鄰近起端脊骨上方的脊骨橫突。

　動作：側向屈曲腰椎。

❶ 上後鋸肌

　起：項韌帶與第 7 節頸椎到第 4 節胸椎的棘突。

　止：第 2-5 對肋骨的上緣。

　動作：在深吸氣時，以抬高肋骨的方式擴展胸腔後側
　　　　（後上鋸肌是呼吸的輔助肌）。

❷ 下後鋸肌

　起：第 11-12 節胸椎、第 1-3 節腰椎的棘突，以及胸
　　　腰筋膜。

　止：第 9-12 對肋骨的下緣。

　動作：在吸氣時穩定肋骨下半部。

❸ 胸棘肌

　起：第 6-10 節胸椎的橫突。

　止：第 6-7 節頸椎、第 1-4 節胸椎的棘突。

　動作：伸展上胸椎及下頸椎。

❹ 胸最長肌

　起：薦骨後端，以及第 11-12 節胸椎、第 1-5 節腰椎
　　　的棘突。

　止：第 1-12 節胸椎的橫突，第 4-12 對肋骨的內緣。

　動作：側屈及伸展脊椎，在吸氣時協助擴展胸腔。

❺ 腰髂肋肌

　起：薦骨後端。

　止：第 7-12 對肋骨的後端。

　動作：側屈及伸展腰椎。

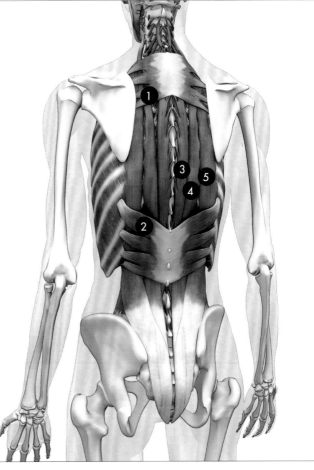

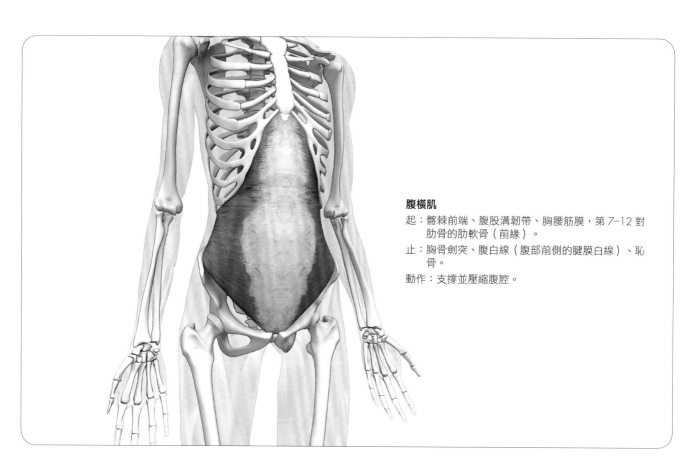

腹橫肌

起：髂棘前端、腹股溝韌帶、胸腰筋膜，第 7-12 對
肋骨的肋軟骨（前緣）。

止：胸骨劍突、腹白線（腹部前側的腱膜白線）、恥
骨。

動作：支撐並壓縮腹腔。

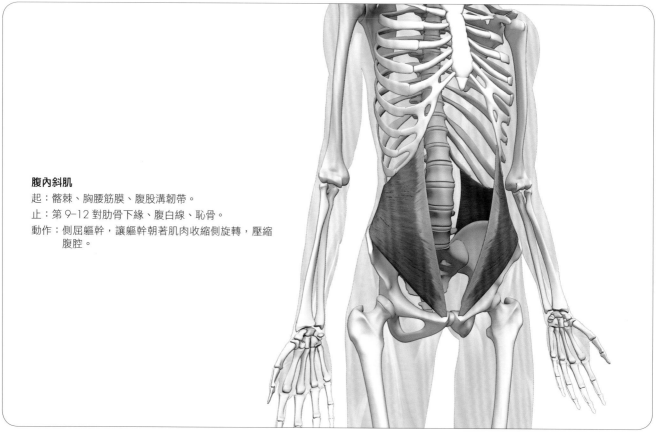

腹內斜肌

起：髂棘、胸腰筋膜、腹股溝韌帶。

止：第 9-12 對肋骨下緣、腹白線、恥骨。

動作：側屈軀幹，讓軀幹朝著肌肉收縮側旋轉，壓縮
腹腔。

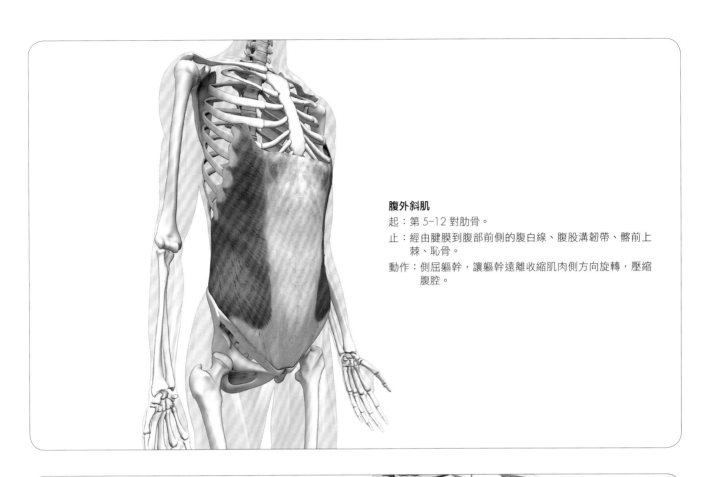

腹外斜肌

起：第 5–12 對肋骨。

止：經由腱膜到腹部前側的腹白線、腹股溝韌帶、髂前上
　　棘、恥骨。

動作：側屈軀幹，讓軀幹遠離收縮肌肉側方向旋轉，壓縮
　　　腹腔。

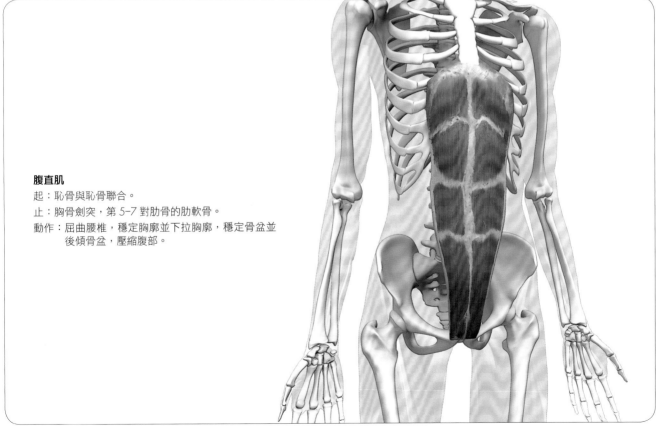

腹直肌

起：恥骨與恥骨聯合。

止：胸骨劍突，第 5–7 對肋骨的肋軟骨。

動作：屈曲腰椎，穩定胸廓並下拉胸廓，穩定骨盆並
　　　後傾骨盆，壓縮腹部。

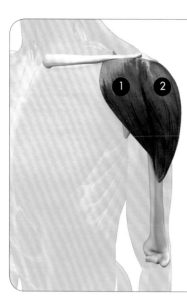

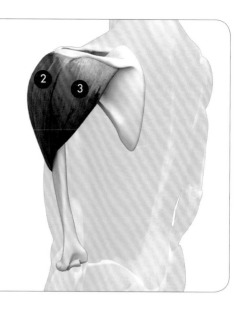

❶ 前三角肌

起：鎖骨前方上端三分之一處。

止：肱骨幹外側表面的三角肌粗隆。

動作：向前屈曲並內旋肱骨。

❷ 側三角肌

起：肩胛骨肩峰突的側向邊緣。

止：肱骨幹外側表面的三角肌粗隆。

動作：接續旋轉肌群的棘上肌的起始動作，
　　　繼續外展肱骨。

❸ 後三角肌

起：肩胛棘。

止：肱骨幹外側表面的三角肌粗隆。

動作：伸展並外旋肱骨。

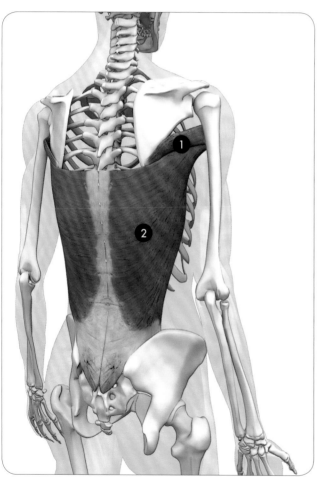

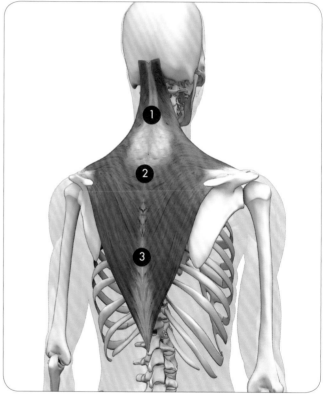

❶ 大圓肌

起：肩胛骨的下側邊緣。

止：肱骨肱二頭肌溝。

動作：內收並內旋肱骨。

❷ 闊背肌

起：胸腰筋膜、髂棘的後部、第 9-12 對肋骨、肩胛骨下緣。

止：肱骨肱二頭肌溝。

動作：伸展、內收，並內旋肱骨。

❶ 上斜方肌

起：枕骨、項韌帶。

止：肩胛棘的上緣。

動作：上提（抬起）肩胛帶，配合下斜方肌來旋轉肩胛骨使手臂高
　　　舉過頭。

❷ 中斜方肌

起：第 7 節頸椎到第 7 節胸椎的棘突。

止：肩峰內緣，鎖骨外側三分之一處的後端。

動作：內收肩胛骨（後縮）。

❸ 下斜方肌

起：第 8-12 節胸椎的棘突。

止：肩峰內緣，鎖骨外側三分之一處的後端。

動作：肩胛骨向下壓，幫助身體在手臂平衡動作中保持穩定，配合
　　　上斜方肌來旋轉肩胛骨使手臂高舉過頭。

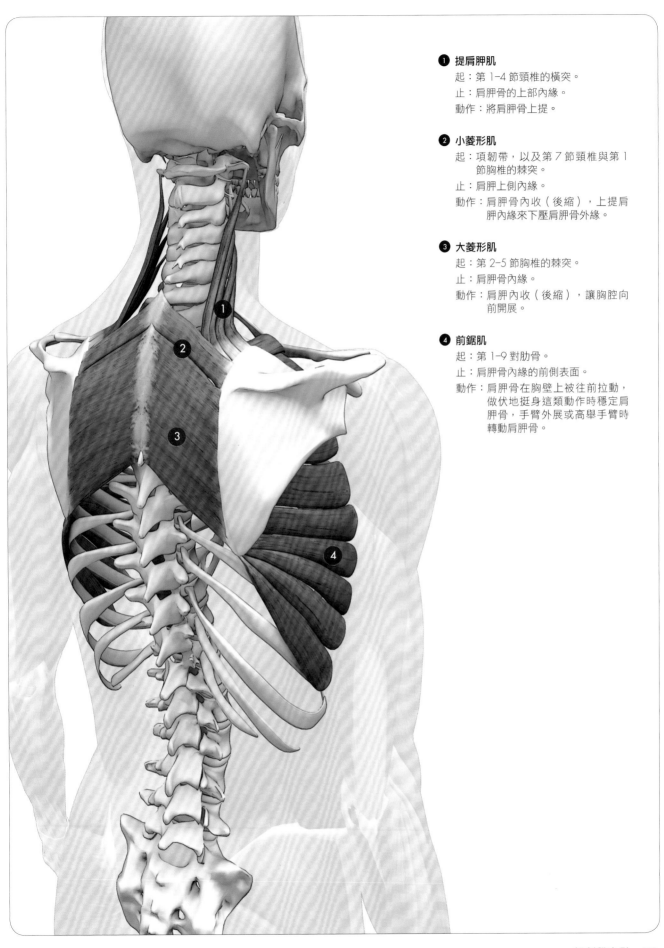

❶ 提肩胛肌
　起：第 1-4 節頸椎的橫突。
　止：肩胛骨的上部內緣。
　動作：將肩胛骨上提。

❷ 小菱形肌
　起：項韌帶，以及第 7 節頸椎與第 1
　　　節胸椎的棘突。
　止：肩胛上側內緣。
　動作：肩胛骨內收（後縮），上提肩
　　　　胛內緣來下壓肩胛骨外緣。

❸ 大菱形肌
　起：第 2-5 節胸椎的棘突。
　止：肩胛骨內緣。
　動作：肩胛內收（後縮），讓胸腔向
　　　　前開展。

❹ 前鋸肌
　起：第 1-9 對肋骨。
　止：肩胛骨內緣的前側表面。
　動作：肩胛骨在胸壁上被往前拉動，
　　　　做伏地挺身這類動作時穩定肩
　　　　胛骨，手臂外展或高舉手臂時
　　　　轉動肩胛骨。

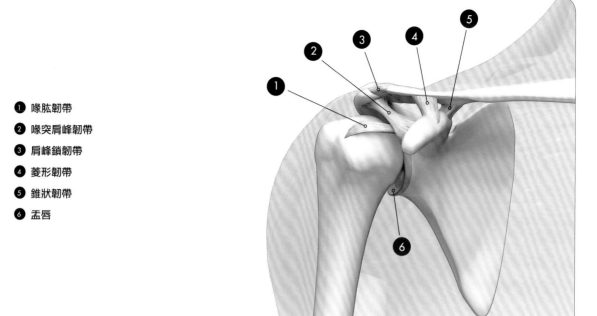

1 喙肱韌帶

2 喙突肩峰韌帶

3 肩峰鎖韌帶

4 菱形韌帶

5 錐狀韌帶

6 盂唇

---

1 棘上肌

　起：肩胛骨棘上窩。

　止：肱骨大結節。

　動作：開始肱骨的外展動作（手臂側向高舉），
　　　　將肱骨頭穩定於肩關節窩內。

2 肩胛下肌

　起：肩胛下窩的肩胛骨前側表面。

　止：肱骨小結節。

　動作：內旋肱骨，將肱骨頭穩定於肩關節窩內。

3 小圓肌

　起：肩胛骨外緣的上部。

　止：肱骨大結節的後方下部。

　動作：外旋肱骨，將肱骨頭穩定於肩關節窩內。

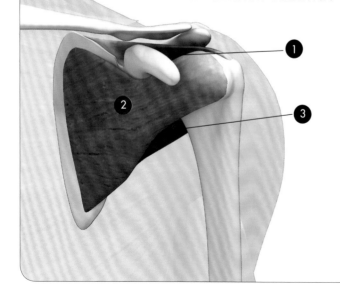

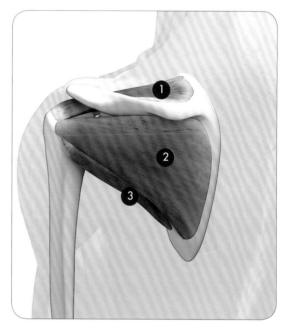

1 棘上肌

　起：肩胛骨棘上窩。

　止：肱骨大結節。

　動作：啟動肱骨的外展動作（手臂側向高舉），將肱
　　　　骨頭穩定於肩關節窩內。

2 棘下肌

　起：肩胛骨棘下窩。

　止：肱骨大結節。

　動作：外旋肩關節。

3 小圓肌

　起：肩胛骨外緣的上部。

　止：肱骨大結節的後方下部。

　動作：外旋肱骨，將肱骨頭穩定於肩關節窩內。

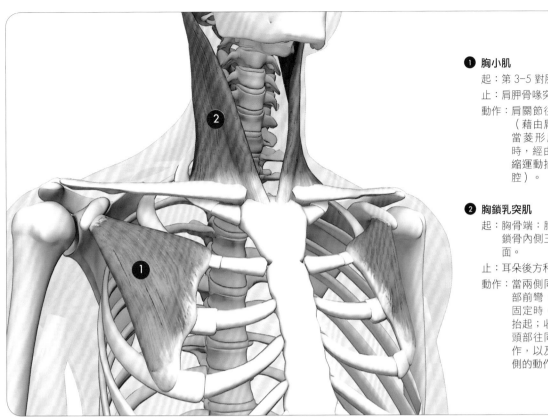

❶ 胸小肌

起：第 3-5 對肋骨的前面。

止：肩胛骨喙突。

動作：肩關節往前轉並向下沉。
（藉由肩胛骨的動作），
當菱形肌固定住肩胛骨
時，經由閉鎖式運動鏈收
縮運動抬起胸廓（擴展胸
腔）。

❷ 胸鎖乳突肌

起：胸骨端：胸骨柄；鎖骨端：
鎖骨內側三分之一處的上表
面。

止：耳朵後方和下方的乳突。

動作：當兩側同時收縮，會使頸
部前彎，頭部前傾；頭部
固定時，吸氣時將上胸廓
抬起；收縮單側肌肉會令
頭部往同側進行側彎的動
作，以及產生頭部轉向對
側的動作。

❶ 胸大肌

起：胸肋端：胸骨柄前方以及胸骨體；
鎖骨端：鎖骨的內側一半處。

止：肱骨上半的肱二頭肌溝外緣。

動作：內收並內旋肱骨。胸肋端的纖維
會將肱骨向下帶，橫過身體往對
側髖部方向。鎖骨端的纖維會前
屈並內旋肱骨，令肱骨橫過身體
朝對側肩關節的方向移動。

❷ 喙肱肌

起：肩胛骨喙突。

止：肱骨幹中段的內側表面。

動作：協助胸肌內收肱骨與肩關節。

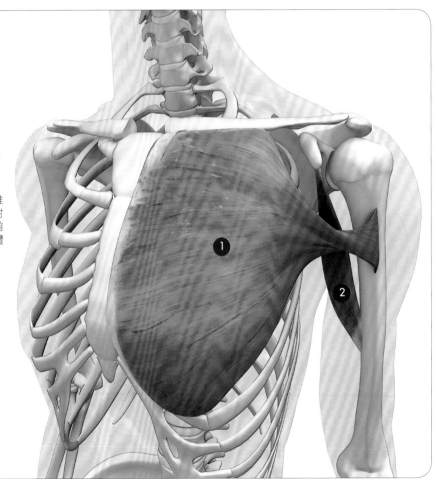

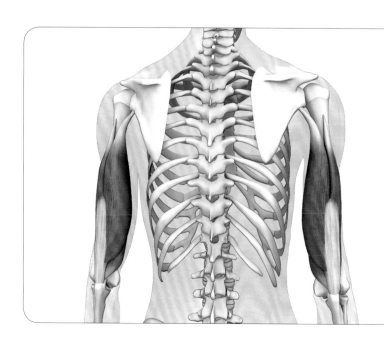

肱三頭肌
起：長頭端起於肩窩下緣的盂下結節；內側端與
　　外側端起於肱骨的後方表面與肌間隔膜。
止：尺骨鷹嘴突。
動作：伸展肘關節，長頭端使手臂後移並內收。

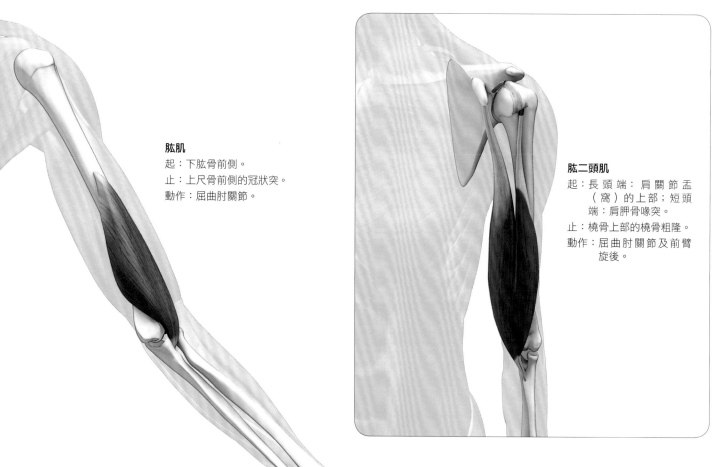

肱肌
起：下肱骨前側。
止：上尺骨前側的冠狀突。
動作：屈曲肘關節。

肱二頭肌
起：長頭端：肩關節盂
　　（窩）的上部；短頭
　　端：肩胛骨喙突。
止：橈骨上部的橈骨粗隆。
動作：屈曲肘關節及前臂
　　　旋後。

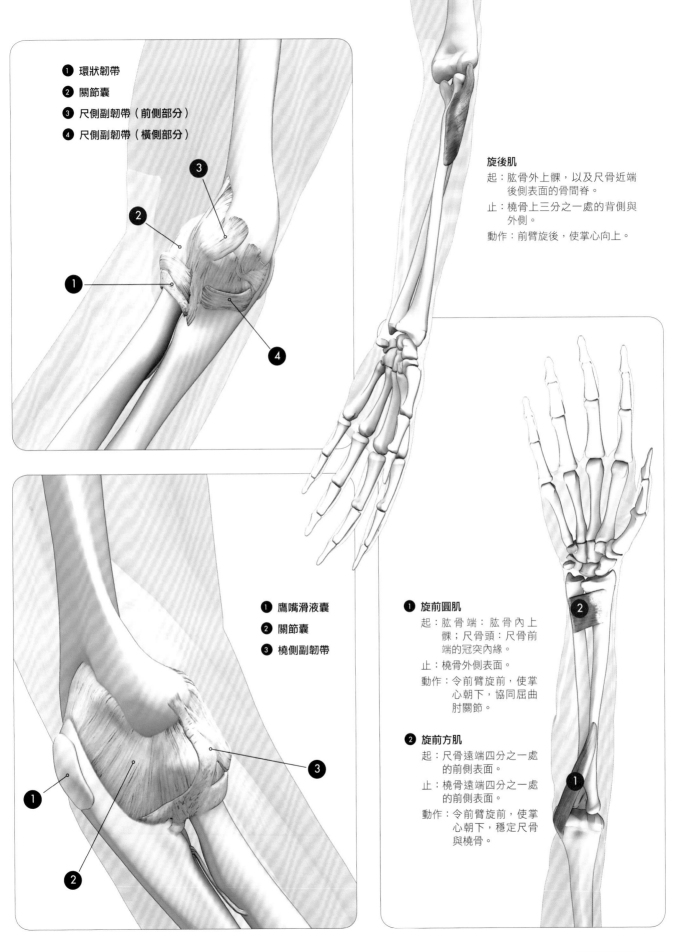

❶ 環狀韌帶

❷ 關節囊

❸ 尺側副韌帶（前側部分）

❹ 尺側副韌帶（橫側部分）

旋後肌

起：肱骨外上髁，以及尺骨近端後側表面的骨間脊。

止：橈骨上三分之一處的背側與外側。

動作：前臂旋後，使掌心向上。

❶ 鷹嘴滑液囊

❷ 關節囊

❸ 橈側副韌帶

❶ **旋前圓肌**

起：肱骨端：肱骨內上髁；尺骨頭：尺骨前端的冠突內緣。

止：橈骨外側表面。

動作：令前臂旋前，使掌心朝下，協同屈曲肘關節。

❷ **旋前方肌**

起：尺骨遠端四分之一處的前側表面。

止：橈骨遠端四分之一處的前側表面。

動作：令前臂旋前，使掌心朝下，穩定尺骨與橈骨。

❶ 屈指深肌

　　起：尺骨上三分之二處的前表面與內
　　　　表面，以及骨間膜（尺骨與橈骨
　　　　之間）。

　　止：手指指骨遠端的掌心面（前表
　　　　面）。

　　動作：屈曲拇指，協同屈曲較近端指
　　　　　骨與腕關節。

❷ 屈拇指長肌

　　起：橈骨骨幹中段的前表面、尺骨的
　　　　冠狀突、內上髁。

　　止：拇指指骨遠端的掌心面（前表
　　　　面）。

　　動作：屈曲拇指，協同屈曲腕關節。

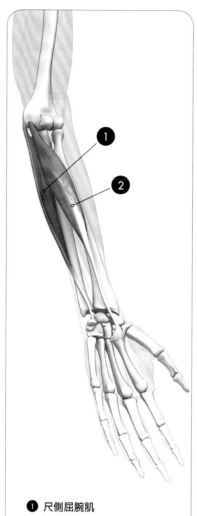

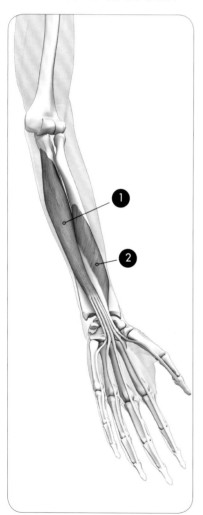

屈指淺肌

　　起：肱骨內上髁、尺骨冠狀突、橈骨上
　　　　部前緣。

　　止：兩條肌腱分別止於四根手指的中指
　　　　骨兩側。

　　動作：屈曲手指的中指骨，協同腕關節
　　　　　屈曲。

❶ 尺側屈腕肌

　　起：肱骨內上髁，尺骨的內
　　　　緣與上三分之二處。

　　止：腕關節的豌豆骨，第五
　　　　掌骨底部。

　　動作：屈曲並內收腕關節，
　　　　　協同肘關節屈曲。

❷ 橈側屈腕肌

　　起：肱骨內上髁。

　　止：第二掌骨底部。

　　動作：屈曲並內收腕關節，
　　　　　協同肘關節屈曲及旋
　　　　　前。

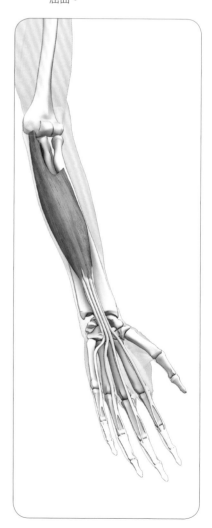

❶ 肱橈肌
　　起：肱骨的外側髁上棘。
　　止：橈骨的下部外側表面，莖突近端。
　　動作：屈曲肘關節。

❷ 橈側伸腕長肌
　　起：肱骨的外側髁上棘。
　　止：第二掌骨底的背部表面。
　　動作：伸展和外展腕關節。

❸ 橈側伸腕短肌
　　起：外側上髁經總伸韌帶。
　　止：第三掌骨底的後側表面。
　　動作：伸展和外展腕關節。

❹ 尺側伸腕肌
　　起：外側上髁越過總伸肌腱。
　　止：第五掌骨底部。
　　動作：伸展和內收腕關節。

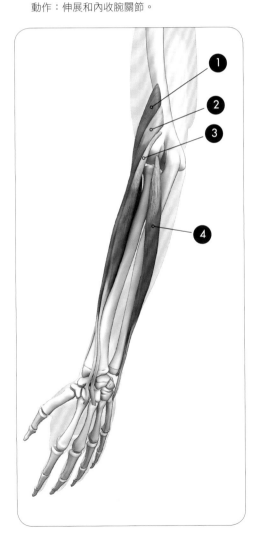

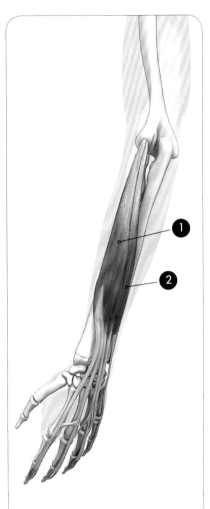

❶ 伸指肌
　　起：外側上髁越過總伸肌腱。
　　止：四隻手指的指骨背部表面。
　　動作：伸展手指，協同令手指自中線外展。

❷ 小指伸肌
　　起：外側上髁越過總伸肌腱。
　　止：與指伸肌肌腱結合，止於小指背。
　　動作：伸展小指。

❶ 外展拇指長肌
　　起：尺骨與橈骨的後側表面，覆蓋骨頭中段三分之一處，骨間膜。
　　止：第一掌骨外側表面。
　　動作：伸展及外展拇指，協同前臂旋後及腕關節屈曲。

❷ 伸拇指短肌
　　起：橈骨遠端後側表面，骨間膜。
　　止：拇指近端指骨底後側。
　　動作：伸展大拇指，協同腕關節外展。

❸ 伸拇指長肌
　　起：尺骨後側表面中段三分之一處，骨間膜。
　　止：拇指遠端指骨底後側。
　　動作：伸展拇指，協同腕關節伸展。

❸ 伸食指肌
　　起：尺骨遠端後側表面，骨間膜。
　　止：食指背腱膜，連到指骨近端指節。
　　動作：伸展食指。

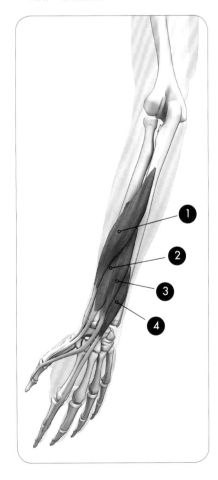

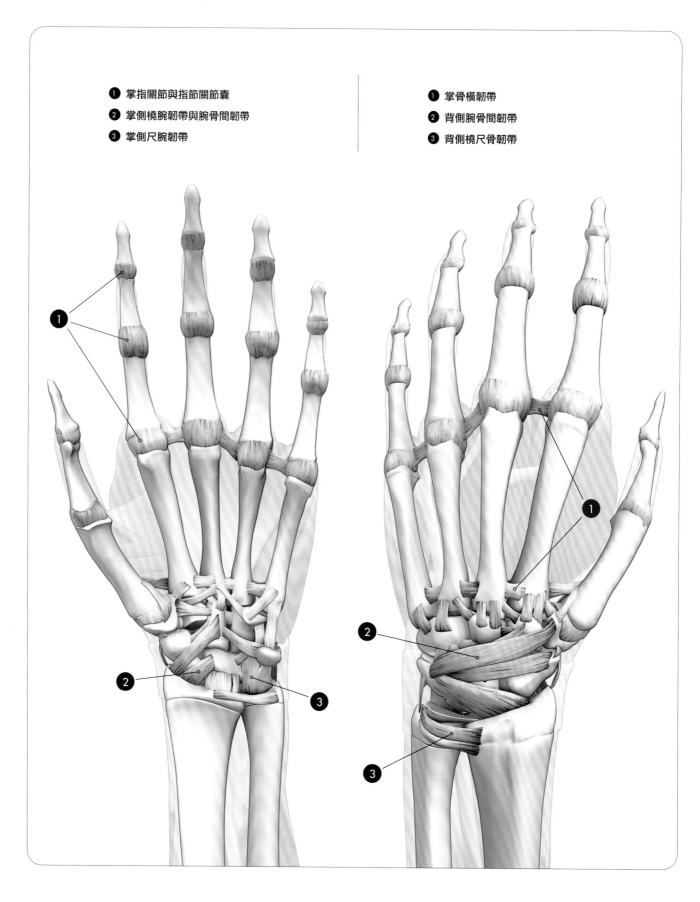

❶ 掌指關節與指節關節囊
❷ 掌側橈腕韌帶與腕骨間韌帶
❸ 掌側尺腕韌帶

❶ 掌骨橫韌帶
❷ 背側腕骨間韌帶
❸ 背側橈尺骨韌帶

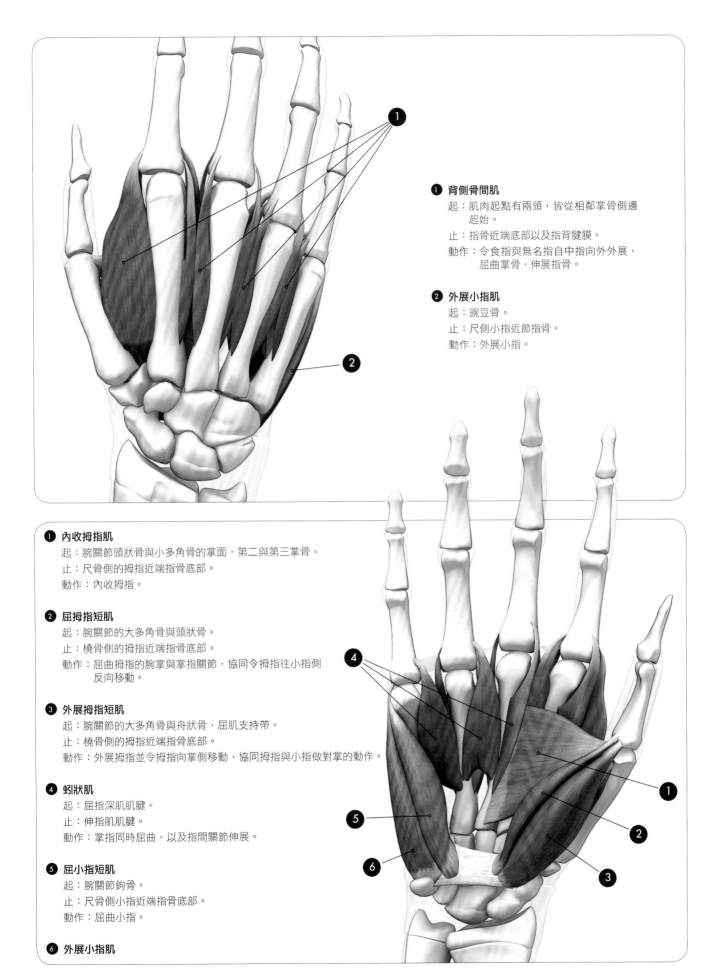

1 背側骨間肌
　起：肌肉起點有兩頭，皆從相鄰掌骨側邊
　　　起始。
　止：指骨近端底部以及指背腱膜。
　動作：令食指與無名指自中指向外外展，
　　　　屈曲掌骨，伸展指骨。

2 外展小指肌
　起：豌豆骨。
　止：尺側小指近節指骨。
　動作：外展小指。

1 內收拇指肌
　起：腕關節頭狀骨與小多角骨的掌面，第二與第三掌骨。
　止：尺骨側的拇指近端指骨底部。
　動作：內收拇指。

2 屈拇指短肌
　起：腕關節的大多角骨與頭狀骨。
　止：橈骨側的拇指近端指骨底部。
　動作：屈曲拇指的腕掌與掌指關節，協同令拇指往小指側
　　　　反向移動。

3 外展拇指短肌
　起：腕關節的大多角骨與舟狀骨，屈肌支持帶。
　止：橈骨側的拇指近端指骨底部。
　動作：外展拇指並令拇指向掌側移動，協同拇指與小指做對掌的動作。

4 蚓狀肌
　起：屈指深肌肌腱。
　止：伸指肌肌腱。
　動作：掌指同時屈曲，以及指間關節伸展。

5 屈小指短肌
　起：腕關節鉤骨。
　止：尺側小指近端指骨底部。
　動作：屈曲小指。

6 外展小指肌

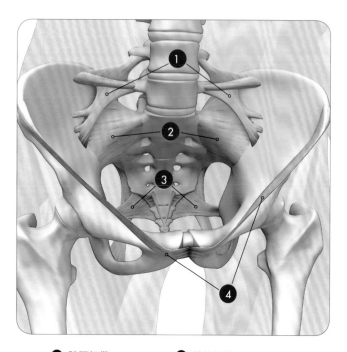

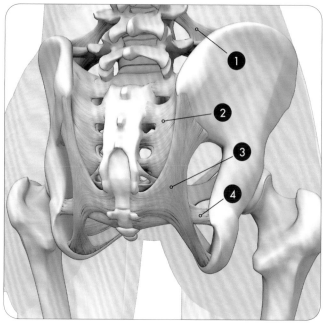

① 髂腰韌帶　　　③ 薦棘韌帶
② 薦髂韌帶　　　④ 腹股溝韌帶

① 髂腰韌帶　　　③ 薦結節韌帶
② 薦髂韌帶　　　④ 薦棘韌帶

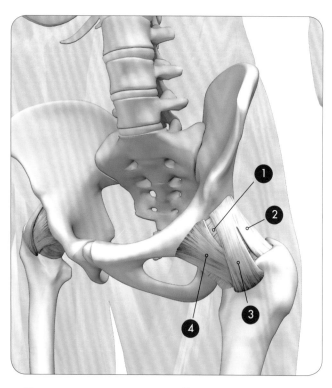

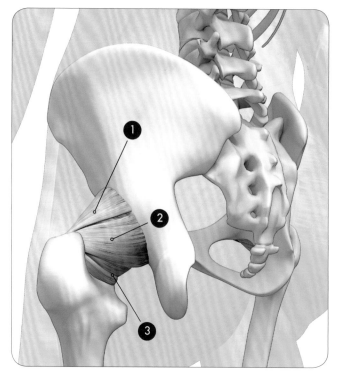

① 環狀層（髖關節囊）　　　③ 前髂股韌帶
② 側髂股韌帶　　　④ 恥股韌帶

① 側髂股韌帶　　　③ 環狀層（髖關節囊）
② 坐股韌帶

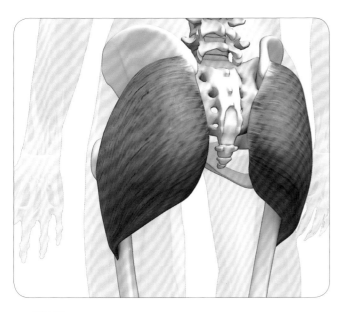

臀大肌

起：髂骨後外側表面與薦骨後側表面。

止：上束纖維連到髂脛束，下束纖維連到臀肌粗隆。

動作：伸展、外旋並穩定髖關節。

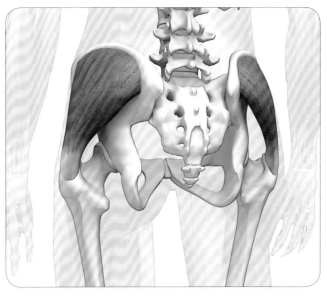

臀中肌

起：髂骨外側表面。

止：大轉子。

動作：外展髖關節，前側纖維內旋並屈曲髖關
　　　節，後側纖維外旋並伸展髖關節。

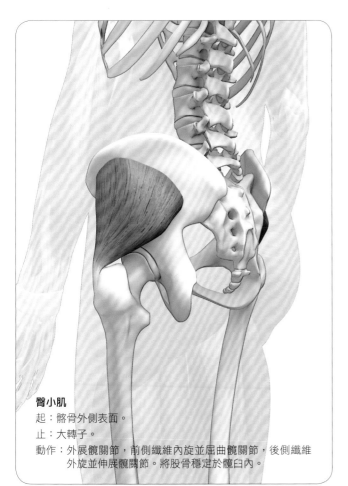

臀小肌

起：髂骨外側表面。

止：大轉子。

動作：外展髖關節，前側纖維內旋並屈曲髖關節，後側纖維
　　　外旋並伸展髖關節。將股骨穩定於髖臼內。

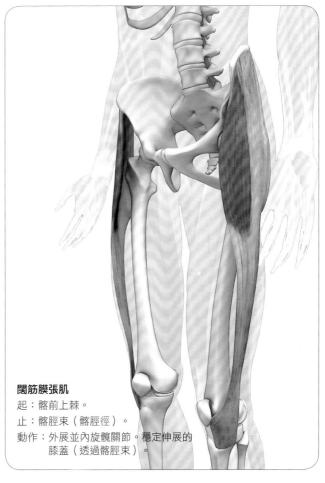

闊筋膜張肌

起：髂前上棘。

止：髂脛束（髂脛徑）。

動作：外展並內旋髖關節。穩定伸展的
　　　膝蓋（透過髂脛束）。

❶ 梨狀肌
　　起：薦骨後側表面。
　　止：大轉子。
　　動作：外旋、外展、伸展、穩定
　　　　　髖關節。

❷ 上孖肌
　　起：坐骨棘。
　　止：大轉子。
　　動作：外旋、內收髖關節。

❸ 閉孔內肌
　　起：閉孔膜和坐骨。
　　止：大轉子。
　　動作：外旋、內收髖關節。

❹ 下孖肌
　　起：坐骨粗隆。
　　止：大轉子。
　　動作：外旋、內收髖關節。

❺ 股方肌
　　起：坐骨粗隆。
　　止：轉子間棘。
　　動作：外旋、內收髖關節。

❻ 閉孔外肌
　　起：閉孔膜和坐骨。
　　止：大轉子。
　　動作：外旋、內收髖關節。

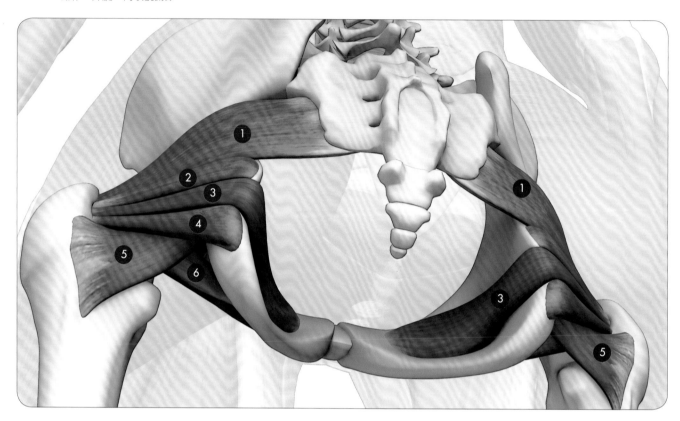

❶ 腰大肌
　　起：第 12 節胸椎到第 4 節腰椎椎體和
　　　　椎間盤。
　　止：小轉子。
　　動作：屈曲並外旋髖關節，穩定腰椎。

❷ 髂肌
　　起：髂骨內側表面。
　　止：小轉子。
　　動作：屈曲髖關節並外旋髖關節，
　　　　　與腰大肌一起使骨盆前傾。

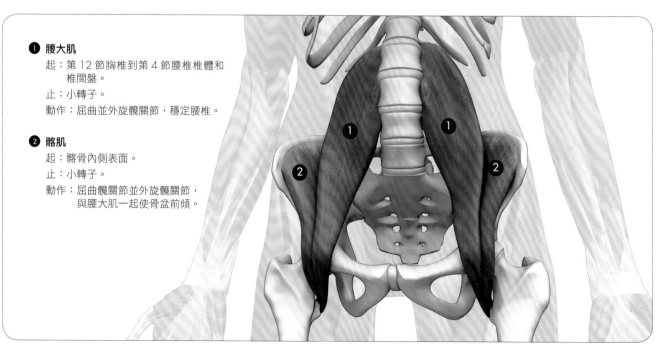

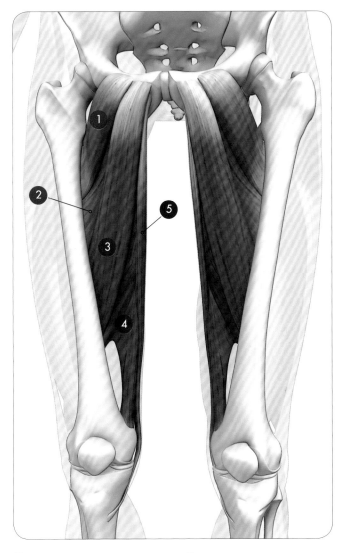

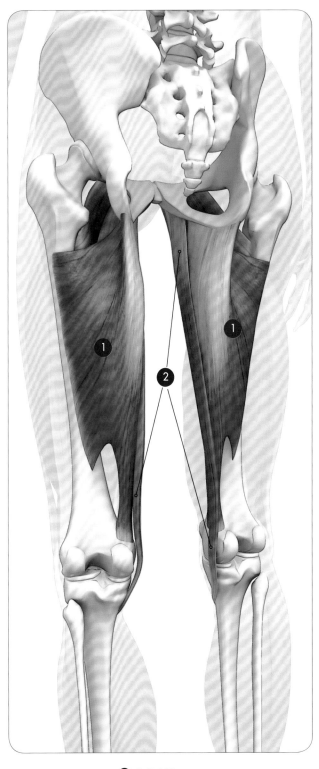

❶ 恥骨肌

    起：恥骨。

    止：股骨粗線。

    動作：內收、外旋並協同屈
           曲股骨。

❷ 內收短肌

    起：恥骨。

    止：股骨粗線。

    動作：內收、屈曲股骨，穩
           定骨盆。

❸ 內收長肌

    起：恥骨。

    止：股骨粗線。

    動作：內收、屈曲股骨，穩
           定骨盆。

❹ 內收大肌

    起：恥骨和坐骨粗隆。

    止：股骨粗線和股骨內上
           髁。

    動作：內收、外旋，並伸展
           股骨。

❺ 股薄肌

    起：恥骨。

    止：脛骨內側。

    動作：內收並屈曲髖關節，
           屈曲和內旋膝關節。

❶ 內收大肌

❷ 股薄肌

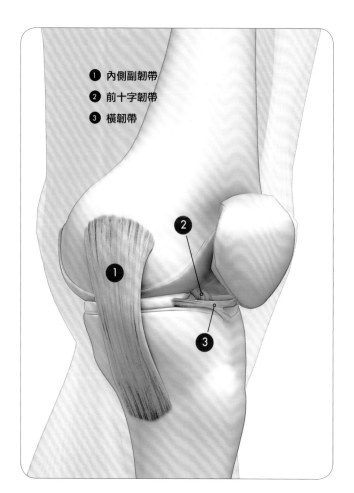

① 內側副韌帶
② 前十字韌帶
③ 橫韌帶

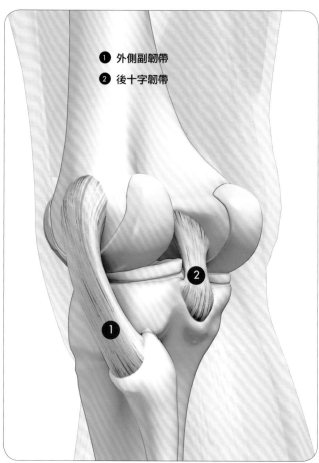

① 外側副韌帶
② 後十字韌帶

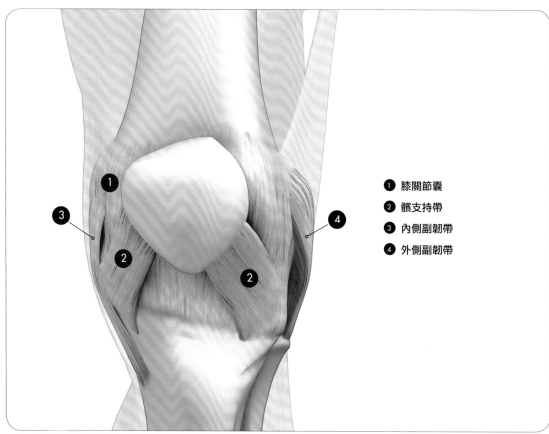

① 膝關節囊
② 髕支持帶
③ 內側副韌帶
④ 外側副韌帶

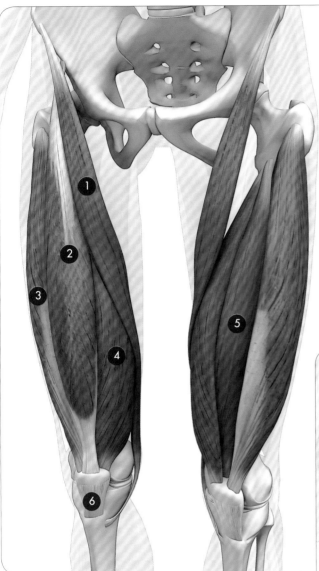

◀

❶ 縫匠肌

起：髂前上棘。

止：脛骨內側的鵝足肌腱。

動作：屈曲、外展、外旋髖關節；屈曲並內旋膝關節。

❷ 股直肌

起：髂前下棘。

止：經由髕骨韌帶連到前側脛骨。

動作：屈曲髖關節，使骨盆前傾，伸展膝關節。

❸ 股外側肌

起：外側股骨。

止：經由髕骨韌帶連到前側脛骨。

動作：伸展膝關節。

❹ 股內側肌

起：內側股骨。

止：經由髕骨韌帶連到前側脛骨。

動作：伸展膝關節。

❺ 股中間肌

起：前側股骨。

止：經由髕骨韌帶連到前側脛骨。

動作：伸展膝關節。

❻ 髕骨韌帶

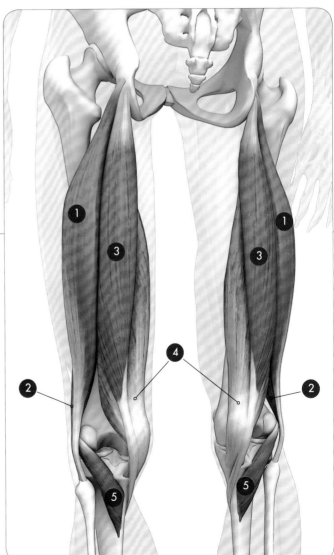

▶

❶ 股二頭肌長頭端

起：坐骨粗隆。

止：腓骨頭。

動作：伸展髖關節，屈曲和外旋膝關節。

❷ 股二頭肌短頭端

起：股骨後側表面。

止：腓骨頭。

動作：伸展髖關節，屈曲和外旋膝關節。

❸ 半腱肌

起：坐骨粗隆。

止：脛骨內側鵝足肌腱。

動作：伸展髖關節，屈曲和內旋膝關節。

❹ 半膜肌

起：坐骨粗隆。

止：內側脛骨髁後方。

動作：伸展髖關節，屈曲和內旋膝關節。

❺ 膕肌

起：外側股骨髁。

止：膝關節下的脛骨後側表面。

動作：屈曲並內旋膝關節。

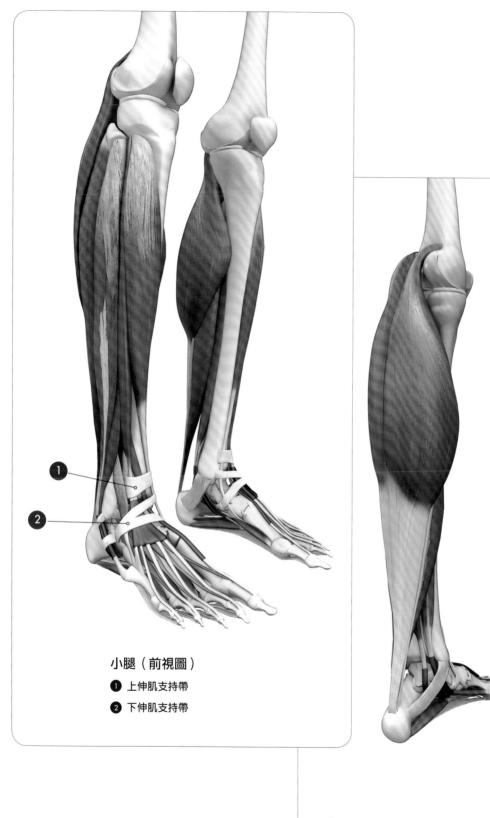

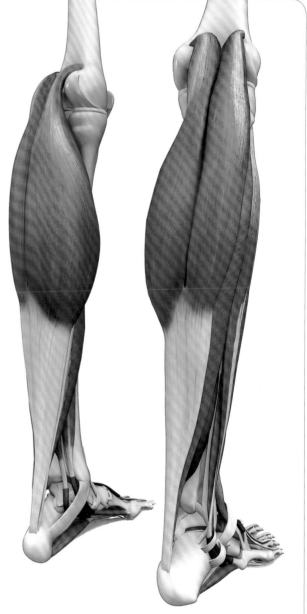

小腿（前視圖）

❶ 上伸肌支持帶

❷ 下伸肌支持帶

小腿（後視圖）

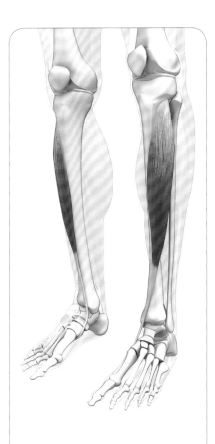

❶ 腓骨長肌
起：腓骨頭與腓骨外側近端三分之二處。
止：第一掌骨底部與內側楔狀骨。
動作：蹠屈踝關節以及外翻距下關節，支持足部橫弓。

❷ 腓骨短肌
起：腓骨側面的遠端一半處，肌間膜。
止：第五蹠骨底。
動作：蹠屈踝關節，並外翻距下關節。

❸ 第三腓骨肌
起：腓骨遠端前側。
止：第五蹠骨底。
動作：背屈踝關節並外翻下關節。

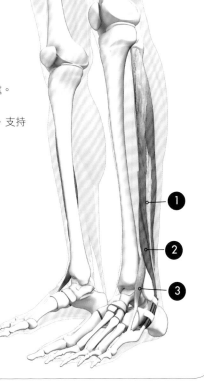

脛前肌
起：前脛骨上三分之二處和骨間膜。
止：楔狀骨內側，第一蹠骨底。
動作：背屈踝關節，內翻距下關節。

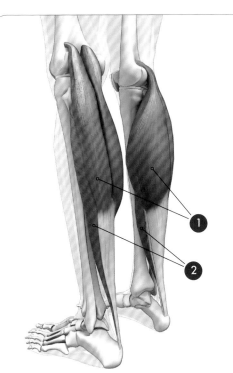

❶ 腓腸肌
起：內側頭由內側股骨髁起始；外側頭由外側股骨髁起始。
止：經由阿基里斯腱到達跟骨。
動作：蹠屈並內翻踝關節，屈曲膝關節。

❷ 比目魚肌
起：腓骨頭以及腓骨頸後側。
止：沿著阿基里斯腱到達跟骨。
動作：蹠屈踝關節，內翻距下關節。

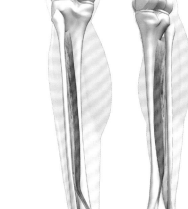

脛後肌
起：脛骨和腓骨之間的骨間膜。
止：舟狀骨、楔狀骨，以及第 2-4 蹠骨。
動作：蹠屈踝關節，內翻距下關節，支持縱向和橫向的足弓。

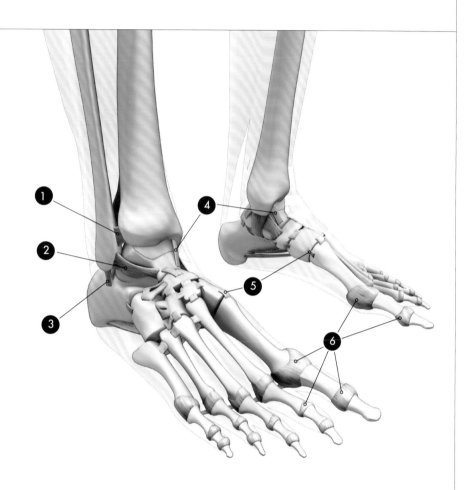

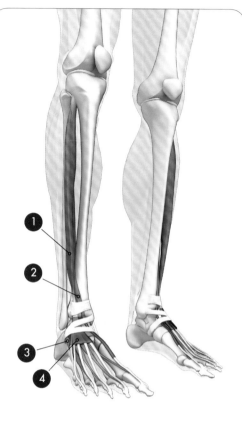

1 前脛腓韌帶　　　4 前脛距韌帶

2 前距腓韌帶　　　5 背側蹠骨韌帶

3 跟腓韌帶　　　　6 指間關節囊

1 伸趾長肌

起：外側脛骨髁、腓骨頭、骨間膜。

止：指背腱膜和第 2-5 腳趾的遠端指骨底。

動作：背屈踝關節，外翻距下關節，並伸展腳趾的蹠趾關節與趾間關節。

2 伸拇趾長肌

起：腓骨內側表面，骨間膜。

止：指背腱膜和大拇趾遠端指骨底。

動作：背屈踝關節，外翻距下關節，並伸展大拇趾。

3 伸趾短肌

起：跟骨的背側表面。

止：指背腱膜和第 2-4 腳趾的中間指骨底。

動作：伸展第 2-4 腳趾的蹠趾關節與近端趾間關節。

4 伸肌腱鞘膜

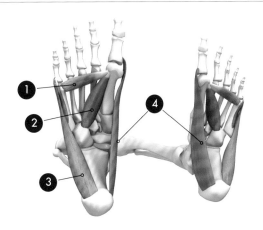

❶ 內收拇趾肌（橫向纖維）
起：第 3-5 腳趾的蹠趾關節。
止：經籽骨連到大拇趾近端指骨底。
動作：內收及屈曲大拇趾，支持橫向足弓。

❷ 內收拇趾肌（斜向纖維）
起：第 2-4 蹠骨底、側楔狀骨、骰骨。
止：經籽骨連到大拇趾近端指骨底。
動作：內收及屈曲大拇趾，支持縱向足弓。

❸ 外展小趾肌
起：跟骨、蹠腱膜。
止：小趾近節指骨底。
動作：屈曲蹠趾關節和外展小趾，支持縱向足弓。

❹ 外展拇趾肌
起：跟骨、蹠腱膜。
止：大拇趾遠端指骨底。
動作：屈曲並外展大腳趾，支持縱向足弓。

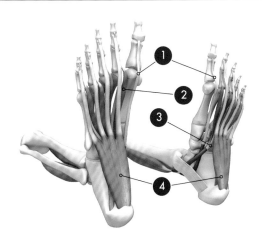

❶ 屈拇趾長肌
起：腓骨後側表面、骨間膜。
止：大拇趾遠端底部。
動作：蹠屈踝關節，內翻距下關節，屈曲大拇趾，支持縱向足弓。

❷ 蚓狀肌
起：屈趾長肌肌腱內緣。
止：第 2-5 腳趾背腱膜。
動作：屈曲蹠趾關節，伸展第 2-5 腳趾的趾間關節，內收腳趾。

❸ 屈趾長肌
起：脛骨後側表面。
止：第 2-5 腳趾的遠端指骨底。
動作：蹠屈踝關節，內翻距下關節，蹠屈腳趾。

❹ 屈趾短肌
起：跟骨、蹠腱膜。
止：第 2-5 腳趾趾骨中段。
動作：屈曲腳趾，支持縱向足弓。

❶ 橫膈膜

起：肋弓下緣，胸骨劍突的後側表面，主動脈
　　的弓狀韌帶，第 1-3 節腰椎。

止：中心腱。

動作：主要的呼吸肌，協助壓縮腹部。

❷ 肋間肌

起：內肋間肌自肋骨上緣的表面起始；外肋間
　　肌自肋骨下緣起始。

止：內肋間肌止於上一根肋骨下緣；外肋間肌
　　止於下一根肋骨上緣。

動作：內肋間肌在呼氣時降低肋骨；外肋間肌
　　　在吸氣時抬高肋骨。

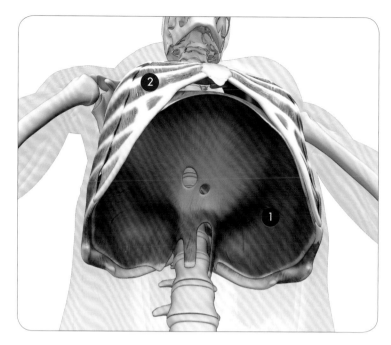

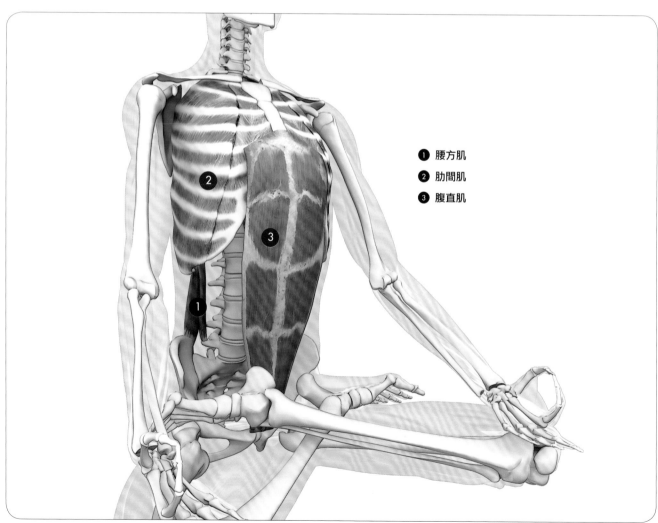

❶ 腰方肌

❷ 肋間肌

❸ 腹直肌

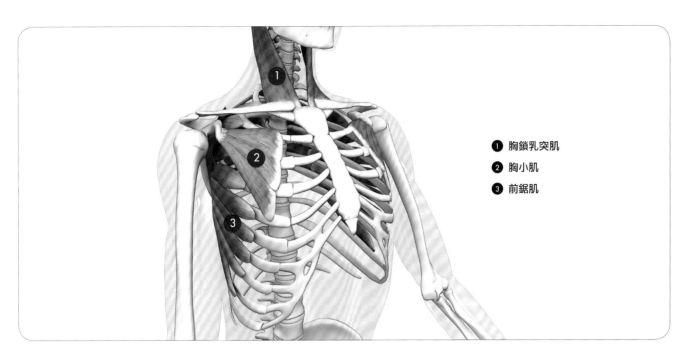

① 胸鎖乳突肌
② 胸小肌
③ 前鋸肌

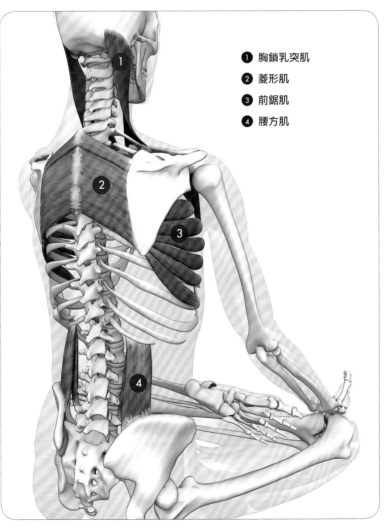

① 胸鎖乳突肌
② 菱形肌
③ 前鋸肌
④ 腰方肌

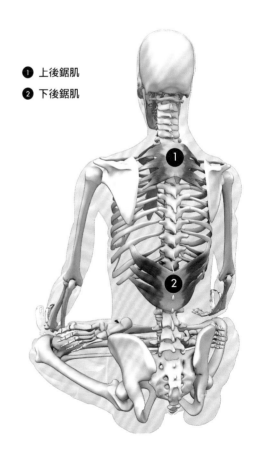

① 上後鋸肌
② 下後鋸肌

肌肉與韌帶中文索引

專有名詞解釋

外展 Abduction 遠離身體身體中線。

呼吸輔助肌 Accessory muscles of breathing 附著在胸廓和胸腔上的肌肉，當人體進行呼氣和吸氣時，協助加深橫膈膜的動作。呼吸輔助肌肉包括菱形肌、胸肌、腰方肌、胸鎖乳突肌、肋間肌等諸多肌肉。

主動收縮力量不足現象 Active insufficiency 肌肉縮短或拉長到無法再有效移動關節的程度，即是主動不足。比方說龜式，當髖關節完全屈曲時，腰大肌已經短到無法再加強屈曲髖關節。遇到這種情形，要以槓桿原理善用身體其他部位，例如把手臂從膝關節底下穿過，促進屈曲髖關節。

內收 Adduction 接近身體身體中線。

主動肌 Agonist 意指某塊肌肉收縮，使關節形成特定動作，這塊肌肉就叫做主動肌（有時候又叫作原動肌）。例如肱肌收縮，肘關節就會屈曲。

肺泡 Alveoli 像囊一般的球狀結構，其中薄膜壁是肺部交換氣體的部位。

解剖學 Anatomy 一門研究生物構造的學問。肌肉骨骼解剖學則專門研究骨骼、韌帶、肌肉和肌腱。

拮抗肌 Antagonist 這些肌肉會與主動肌所形成的動作抗衡，並對關節產生反向的動作。例如，膝關節伸展時，膕旁肌就是股四頭肌的抗拮肌。

前傾 Anteversion 往前傾斜。

腱膜 Aponeurosis 纖維厚實的筋膜，為肌肉附著之處。例如，腹肌附著在腹白線（linea alba）兩旁，這條厚厚的腱膜就位在腹部正前方。

附肢骨骼 Appendicular skeleton 由肩關節（肩胛帶）、上肢、骨盆和下肢組成。

瑜伽體位法 Asana 梵文，意指瑜伽體位法。

自主神經系統 Autonomic nervous system 是神經系統的一部分，絕大部分是無意識控制呼吸、心跳、血壓、消化和其他功能。又分成交感神經系統（戰鬥與逃跑）和副交感神經系統（休息和消化）。

中軸骨骼 Axial skeleton 由頭骨、脊椎和胸廓組成。

鎖印 Bandha Bandha是梵文，意指綑綁、鎖住、穩定。利用肌群共同收縮，可在瑜伽體位上形成鎖印。

生物力學 Biomechanics 把機械物理力學運用在身體上。例如，收縮二頭肌，使肘關節屈曲。

腕骨 Carpals 腕關節的骨頭，由舟狀骨（scaphoid）、月狀骨（lunate）、三角骨（triquetrum）、鉤狀骨（hamate）、頭狀骨（capitate）、小多角骨（trapezoid）、大多角骨（trapezium）組成。

重心 Center of gravity 物體重量分布的中心，也是該物體的平衡點。

重心投射 Center of gravity projection 重力往下延伸，並且遠離身體。例如在戰士三式，重心通過手臂和後腳投射出去，以平衡姿勢。

脈輪 Chakra 精微體（subtle body）之中的輪狀中心，或是能量集中之處。脈輪其實對應著神經叢，像是第一、第二脈輪就對應到腰神經叢（lambar plexusy）。

閉鎖式運動鏈收縮／運動 Closed chain contraction／movement 肌肉的止端保持固定不動，而肌肉的起端可以移動。例如，三角伸展式的腰肌收縮使軀幹屈曲的動作，即是閉鎖式運動鏈運動。

共同收縮／共同啟動 Co-ontraction／co-activation 主動肌和抗拮肌同時收縮，以穩定關節。例如，共同啟動腓骨長、短肌和脛後肌，可以穩定踝關節。

核心肌群 Core muscles 由腹橫肌、腹內外斜肌、腹直肌、豎脊肌、腰肌、臀大肌、骨盆隔膜組成。

凝視點 Drishti 梵文，意指視線焦點或凝視點。

離心收縮 Eccentric contraction 肌肉拉長時，依然產生張力（收縮）。

豎脊肌 Erector spinae 由三條與脊骨平行的深層背部肌肉所組成，分別是棘肌、最長肌和髂肋肌。

外翻 Eversion 足底面（經由踝關節）翻轉，遠離身體中線（足底向外側）。這個動作連帶會使前足旋前（內旋）。

伸展 Extension 伸展擴大骨頭與骨頭之間的距離和空間，讓兩塊骨頭分得更開的關節運動。

誘發式伸展 Facilitated stretching 是一種強而有力的伸展方式，先把肌肉拉長至固定長度，接著收縮肌肉一段時間。這會刺激高爾基腱器，進而形成「放鬆反應」，導致肌肉放鬆、拉長。誘發式伸展又稱為本體感覺神經肌肉促進術（PNF）。

筋膜 Fascia 包覆在肌肉外層，區隔以及連結各塊肌肉的結締組織。筋膜也可形成讓肌肉附著的腱膜。

屈曲 Flexion 縮小骨頭間隙、把各塊骨頭拉近的關節運動。

假肋 False ribs 肋骨共計十二對，其中五對肋骨，後與脊椎骨相連，前面則附著在肋軟骨（costal cartilage）之上，這五對肋骨便稱為假肋。

前足 Forefoot 足部末梢部位，接鄰中足。前足由蹠骨和趾骨（以及與其相對應的關節）構成。前足的動作包括腳趾的屈曲與伸展，此外還可使足弓加深。

盂肱關節 Glenohumeral joint 是個球窩滑液關節，也是肱骨頭（球）與肩盂窩的銜接之處。

高爾基腱器 Golgi tendon organ 是個感覺受器，位在肌肉肌腱連接處，負責偵測肌肉張力的變化。高爾基腱器一偵測到異狀，馬上把訊息傳到中樞神經系統，由中樞神經命令肌肉放鬆，使肌肉「鬆弛」。這是為了避免肌腱自骨骼附著點被撕裂。高爾基腱器在本體感覺神經肌肉促進術（PNF）或誘發式伸展裡都扮演重要角色。

後足 Hindboot 通常意指跟骨和距骨。後足的關節是距下關節（subtalar joint），負責足部內翻和外翻的動作。例如，戰士一式後腳的足部就是內翻的動作。

膕旁肌群 Hamstrings 又稱大腿後側肌群，包含三條肌肉：股二頭肌、半膜肌和半腱肌，起點都在坐骨粗隆，終點都在小腿骨，主導大腿伸直功能。（中文版編注）

髂脛束 Iliotibial tract 從大腿外側一路延伸下來的纖維筋膜組織，最後融入膝關節囊側面。此外，髂脛束也是闊筋膜張肌和部分臀大肌的附著之處。

夾擊症候群 Impingement 骨頭之間的間隙變窄或遭受磨蝕。夾擊現象會引起發炎或疼痛。例如，因為椎間盤突出導致神經根受到壓迫。肱骨頭和肩峰之間也會出現夾擊的情況，導致肩膀疼痛。

止端 Insertion 肌肉（經由肌腱）連結骨頭的遠端附著點，相較於位在肌肉另一頭的起端，止端通常距離身體身體中線較遠，動作也比較多。

內翻 Inversion 足底面轉向身體身體中線（足部往內轉）。這個動作連帶會使前足旋後（外旋）。

等長收縮 Isometric Contraction 肌肉帶有張力，長度卻沒有縮短，骨頭也不會移動。

等張收縮 Isotonic Contraction 肌肉雖然縮短，但在運動過程中張力保持不變。

行動／行動力 Kriya 梵文，意指動作或活力（activity）。

槓桿作用 Leverage 利用槓桿長度創造力學上的優勢。例如練習扭轉三角式，手放在足部外側，把手臂的長度當作槓桿，把身體轉過來。

肌力作用線 Line of action 通過身體的肌力假想線。例如在側角伸展式，就有一條肌力作用線從指尖延伸至足跟。

掌骨 Metacarpals 介於腕骨（腕關節）和指頭之間的區域，亦即掌心的五塊骨頭。

中足 Midfoot 介於前足和後足的中間部位。中足由舟狀骨、骰骨和三塊楔形骨所構成。功能是協助前足旋後和旋前。

身印 Mudra 梵文，意指封印。身印通常搭配手勢，指尖以特定的方式相互碰觸。其他種類的身印則要結合全身的能量鎖印才能夠形成。

肌梭 Muscle spindle 位在肌腹裡的感覺受納器，負責偵測肌肉的長度與張力。肌梭一偵測到異狀，馬上把訊息傳到中樞神經系統，由中樞神經命令肌肉收縮，以對抗伸展。此一反射動作是為了避免肌肉撕裂。

開放式運動鏈收縮／運動 Open chain contraction／movement 肌肉的止端可以移動，而肌肉的起端保持固定不動。例如在戰士二式當中，三角肌收縮、抬起手臂的動作即是開放式運動鏈運動。

起端 Origin 肌肉連結骨頭（和肌腱）的近端附著點，相較位於肌肉另一頭的止端，起端通常距離身體身體中線較近，動作也比較少。

扭轉 Parrivrtta 梵文，意指某個瑜伽體位的旋轉、扭轉或翻轉變化式。例如，扭轉三角式是三角伸展式的扭轉版本。

骨盆帶 Pelvic girdle 意指髂骨（ilium）、坐骨（ischium）、恥骨（public bones）和恥骨聯合（public symphysis）。

生理學 Physiology 一門關於生物機能的研究。大部分生理學過程是在無意識的情況下發生，不過卻可以被意識所影響。例如呼吸和誘發式伸展。

本體感覺神經肌肉促進術 PNF 全名是 Proprioceptive Neuromuscular Facilitation，又稱為誘發式伸展（請參閱誘發式伸展的說明）。

背部運動鏈 Posterior kinetic chain 由一組位在身體背部、彼此相互連結的韌帶、肌腱和肌肉所構成。背部運動鏈包含膕旁肌、臀大肌、豎脊肌、斜方肌、背闊肌、後三角肌。

呼吸法 Pranayama 一門控制呼吸的瑜伽藝術。

原動肌 Prime mover 意指收縮某塊肌肉，形成特定的動作，這塊肌肉就叫做原動肌。例如股四頭肌（quadriceps）收縮，膝關節就會伸展。原動肌這個詞有時等同於主動肌。

橈側偏移 Radial deviation 手往食指這一側傾移，或遠離身體身體中線。

交互抑制作用 Reciprocal inhibition 大腦指示主動肌收縮，但同時又給拮抗肌下達抑制動作的命令，使其放鬆。此一生理學過程完全不受意識所控制。

後傾 Retroversion 向後傾斜。

旋轉 Rotation 環繞縱軸的關節動作。例如在大休息式時，我們把肱骨外旋，使掌心朝上。

肩胛肱骨韻律 Scapulohumeral rhythm 盂肱關節和肩胛胸廓關節的同時運動，使肩關節外展、屈曲。例如當我們在練習舉臂式時，只要手臂高舉過頭，就會產生肩胛肱骨韻律。

肩胛帶 Shoulder girdle 指鎖骨和肩胛骨。

協同肌 Synergist 幫助和微調主動肌或原動肌的動作。協同肌雖然也能形成相同的動作，但效果不若主動肌明顯。例如，恥骨肌協助腰肌屈曲髖關節。

真肋 True ribs 肋骨總共有十二對，其中1-7對肋骨後與脊椎骨相連，前與胸骨相接，這七對肋骨稱之為真肋。

尺側偏移 Ulnar deviation 手往小指這一側水平偏移，或是靠近身體身體中線。

體位法梵文索引與發音

梵文體位名稱	梵文體位名稱	英文譯名	中文譯名	頁次
Adho Mukha Svanasana	[AH-doh MOO-kah shvah-NAHS-anna]	Downward Facing Dog Pose	下犬式	27
Adho Mukha Vrksasana	[ah-doh moo-kah vriks-SHAHS-anna]	Full Arm Balance	手倒立	100
Astavakrasana	[ahsh-tah-vah-krahs-anna]	Eight-Angle Pose	八字扭轉式／雙臂支撐側伸展式	75
Bakasana	[bahk-AHS-anna]	Crane Pose	鶴式／烏鴉式	7, 17, 47, 84, 90
Balasana	[bahl-AHS-anna]	Child Pose	嬰兒式	168
Bhujapidasana	[boo-jah-pee-DAHS-anna]	Shoulder-Pressing Pose	肩按式／雙腳交叉雙臂支撐式	8, 68, 75
Chaturanga Dandasana	[chaht-tour-ANG-ah don-DAHS-anna]	Four-Limbed Staff Pose	鱷魚式	34, 62, 70, 76, 80, 102, 110
Eka Pada Bakasana I	[A-kah pah-dah bahk-AHS-anna]	One-Legged Crane Pose Version I	單腿鶴式一	82
Eka Pada Bakasana II	[A-kah pah-dah bahk-AHS-anna]	One-Legged Crane Pose Version II	單腿鶴式二	7, 54
Eka Pada Sarvangasana	[A-kah pah-dah sar-van-GAHS-anna]	One-Legged Shoulder Stand	單腿肩立式	16, 19, 148, 156
Eka Pada Sirsasana	[A-kah pah-dah shear-SHAHS-anna]	One-Legged Headstand	單腿頭立式	13, 133
Garudasana	[gah-roo-dahs-anna]	Eagle Pose	鷹式	109, 110
Gomukhasana	[go-moo-KAHS-anna]	Cow Face Pose	牛面式	109
Halasana	[hah-LAHS-anna]	Plough Pose	犁鋤式	6, 7, 142, 150, 156, 164
Hanumanasana	[hah-new-mahn-AHS-anna]	Monkey Pose	猴神哈努曼式	84, 102, 134, 150
Kurmasana	[koohr-MAH-sah-nah]	Toroise Pose	龜式	15, 54, 56, 62, 64, 68, 70, 76, 158, 164, 15
Marichyasana III	[mar-ee-chee-AHS-anna]	Pose Dedicated to the Sage Marichi III	聖哲馬利奇式三	76, 164
Paschimottanasana	[POSH-ee-moh-tan-AHS-anna]	Intense Stretch to the West Pose	坐姿前彎式／背部朝西伸展式	54, 158
Parsva Bakasana	[PARSH-vah bahk-AHS-anna]	Twisting Crane Pose	扭轉鶴式	17, 90
Parsva Halasana	[PARSH-vah hah-LAHS-anna]	Revolving Plough Pose	旋轉犁鋤式	162
Parsva Sirsasana	[PARSH-vah shear-SHAHS-anna]	Revolving Headstand	扭轉頭立式／旋轉頭立式	125
Parsvottanasana	[pars-VOH-tahn-AHS-ahna]	Intense Side Stretch	手臂反轉祈禱式	134, 150
Pincha Mayurasana	[pin-cha my-your-AHS-anna]	Feathered Peacock Pose	孔雀起舞式	109
Prasarita Padottanasana	[pra-sa-REE-tah pah-doh-tahn-AHS-anna]	Wide-Legged Standing Forward Bend	分腿前彎式	70

梵文體位名稱	梵文體位名稱	英文譯名	中文譯名	頁次
Purvottanasana	[purvo-tan AHS-ahna]	Inclined Plane Pose	反向棒式	142
Savasana	[shah-VAHS-anna]	Corpse Pose	大休息／攤屍式	169
Salamba Sarvangasana	[sar-van-GAHS-anna]	Supported Shoulder Stand	支撐肩立式	8, 9, 140, 148, 150
Setu Bandha Sarvangasana	[SET-too BAHN-dah sar-van-GAHS-anna]	Bridge Pose	橋式	142
Sirsasana	[shear-SHAHS-anna]	Headstand	頭立式	11, 116, 126, 134, 139
Supta Padangusthasana, Bent-Knee Version	[soup-TAH pod-ang-goosh-TAHS-anna]	Reclining Hand-to-Big-Toe Pose, Bent-Knee Version	仰臥手抓大腳趾側轉變化式	76
Tadasana	[tah-DAS-anna}	Mountain Pose	山式	70
Tittibhasana	[ti-tee-BAHS-anna]	Firefly Pose	螢火蟲式	15, 62, 68
Triang Mukhaikapada Paschimottanasana	[tree-AWN-guh moo-KA-eh-ka-paw-duh POSH-ee-moh-tun-AWS-anna]	Three Limbs Facing Intense West Stretch Pose	單腿跪伸展式	54, 56
Upavistha Konasana	[oo-pah-VEESH-tah cone-AHS-anna]	Wide-Angle Seated Forward Bend	坐角式	164
Uttanasana	[OOT-tan-AHS-anna]	Intense Forward-Bending Pose	前彎式	34, 48, 56, 70, 84, 118
Vasisthasana	[vah-sish-TAHS-ahna]	Sage Pose	側棒式	41
Viparita Karani	[vip-par-ee-tah car-AHN-ee]	Legs-up-the-Wall Pose	倒箭式／雙腳靠牆倒立式	169

其他梵文專有名詞	發音	中譯名	頁次
Asana	[AHS-anna]	體位法	——
Ashtanga	[UHSSH-TAWN-gah]	八肢瑜伽	——
Bandha	[bahn-dah]	能量鎖印	16, 19
Chakra	[CHUHK-ruh]	脈輪	106, 123,161, 167
Drishti	[dr-ISH-tee]	凝視點	——
Hatha	[huh-tuh]	哈達 （ha是太陽，tha是月亮）	——
Jalandhara Bandha	[jah-lahn-DHA-rah bahn-dah]	喉鎖	
Kriya	[kr-EE-yah]	行動、 活力	125, 162
Mudra	[MOO-drah]	身印	
Mula Bandha	[moo-lah bahn-dah]	根鎖	34, 54, 92
Namasté	[nah-moss-te (te rhymes with day)]	感恩	
Pranayama	[PRAH-nah-yama]	呼吸法 / 能量控制法	
Udyana Bandha	[oo-dee-YAH-nah BAHN-dah]	腹鎖	
Ujjayi	[oo-jy (jy rhymes with pie)-ee]	聲音呼吸法 / 勝利呼吸法	
Vinyasa	[vin-YAH-sah]	串連動作	27, 28, 34
Yoga	[YO-gah]	瑜伽	

體位法英文索引

體位法中文索引

國家圖書館出版品預行編目(CIP)資料

上肢平衡與倒立瑜伽：激發腦內啡、活化心肺、調節神經系統的
精準瑜伽解剖書 / 雷.隆(Ray Long)著；李岳凌, 黃宛瑜譯. -- 初版.
-- 新北市：大家出版：遠足文化發行, 2016. 09
232面；21.5 x 27.2公分. -- (Better；50)
譯自：Anatomy for arm balances and inversions

ISBN 978-986-92961-7-5(平裝)
1.瑜伽 2.人體解剖學

411.15   105015211

本書是參考圖書，並非醫療手冊。不可用來診斷或治療任何醫療或外科上的問題。本書所
提供的資訊，不可取代健康照護者提供的治療。如有醫療上的疑慮，請諮詢專業醫師。身
體如有特殊情況，務必取得醫師開立的許可文件，才可練習瑜伽或參加訓練計畫。一定要
在合格、有經驗的瑜伽老師督導和帶領下練習瑜伽。聽從合格瑜伽老師的指引以避免受
傷。由於練習瑜伽或從事訓練活動而導致身體受傷，非本書作者、繪圖者、編輯、出版社
與經銷商之責。

Yoga Mat Companion IV: Anatomy for Arm Balances and Inversions
上肢平衡與倒立瑜伽：
激發腦內啡、活化心肺、調節神經系統的精準瑜伽解剖書

作者·雷·隆（Ray Long）| 譯者·李岳凌、黃宛瑜 | 全文審訂·Judy 吳惠美 | 責任編輯·郭純靜 | 全
書設計·陳安如 | 內頁排版·謝青秀 | 行銷企畫·陳詩韻 | 總編輯·賴淑玲 | 社長·郭重興 | 發行人兼
出版總監·曾大福 | 出版者·大家出版 | 發行·遠足文化事業股份有限公司 231 新北市新店區民權路
108-4號8樓 電話·(02)2218-1417 傳真·(02)8667-1851 | 劃撥帳號·19504465 戶名·遠足文化
事業有限公司 | 法律顧問·華洋法律事務所 蘇文生律師 | 定價·550元 | 初版一刷·2016 年 9 月 | 初
版四刷·2021 年 5 月